HYGIÈNE ET TRAITEMENT

DES

MALADIES

DE

LA PEAU

PAR

Le Dʳ E. MONIN

De la Faculté de médecine de Paris
Chevalier de la Légion d'honneur
Officier de l'Instruction publique

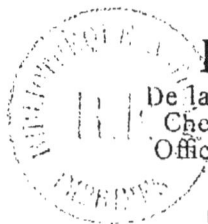

Nouvelle édition (3ᵉ mille)

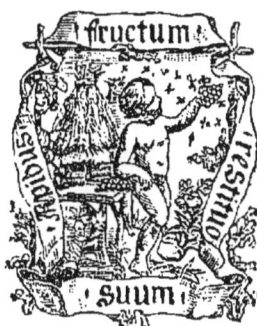

PARIS

SOCIÉTÉ D'ÉDITIONS SCIENTIFIQUES

4, RUE ANTOINE DUBOIS, 4

1901

Tous droits réservés

HYGIÈNE ET TRAITEMENT

DES

MALADIES DE LA PEAU

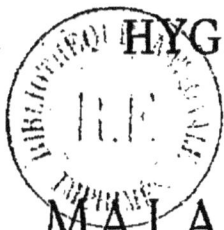
I

DU MÊME AUTEUR

Envoi FRANCO contre mandat poste.

HYGIÈNE ET TRAITEMENT

DES

MALADIES

DE

LA PEAU

PAR

Le Dr E. MONIN

De la Faculté de médecine de Paris
Chevalier de la Légion d'honneur
Officier de l'Instruction publique

Nouvelle édition (3e mille)

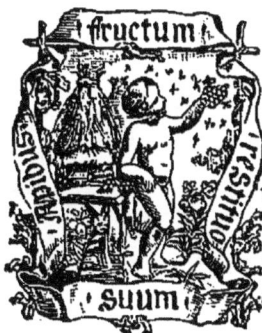

fructum
suum

PARIS

SOCIÉTÉ D'ÉDITIONS SCIENTIFIQUES

4, RUE ANTOINE DUBOIS, 4

1901

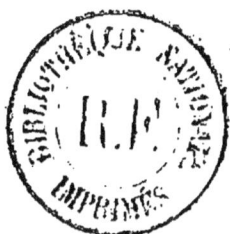

PRÉFACE

—

On ne trouvera dans ce livre (écrit pour les praticiens *non spécialistes* et pour les gens du monde instruits), aucune prétention à la science, ni même à l'art didactique. C'est une série de causeries *pratiques*, sur des sujets que l'auteur connaît bien, et où il s'est efforcé de présenter les données d'hygiène et de thérapeutique les plus utiles au traitement rationnel des maladies de la peau journellement rencontrées.

J'ai passé sous silence les soins d'hygiène banale du teint et des téguments, ainsi que les diverses formules de la « cosmétique », pour lesquels le lecteur consultera, avec fruit, mon *Hygiène de la beauté* (1).

J'ai fait, dans les pages qui suivent, une large place à l'hygiène et au traitement général. C'est que je suis si intimement persuadé de l'indispensable importance clinique de ce traitement, que, — mis en demeure d'opter entre lui et le traitement local, pour la cure des dermatoses, — je préférerais encore (bouchez vos oreilles, ô Viennois !) me priver complètement des plus efficaces ressources de ce dernier !

— Je m'arrête sur cette profession de foi, désireux avant tout, de ne point pontifier et de rester ce que je suis : un humble praticien de l'école française, écrivant ce qu'il pense et ce qu'il a vu...

Dr E. MONIN.

Paris (7 rue Royale) 1901.

(1) 11e édition.

N. B. — On trouvera, à la fin de cet ouvrage, un choix de formules originales qui m'ont donné les plus grands succès dans ma clientèle. (Pour ne pas augmenter outre mesure le volume de ce petit traité, je prends la liberté de renvoyer à mon « *For-mulaire de médecine pratique* » les lecteurs désireux de posséder les formules des dermatologistes les plus appréciés en France et à l'étranger).

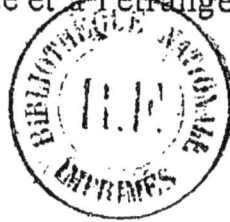

HYGIÈNE ET TRAITEMENT

DES

MALADIES DE LA PEAU

CHAPITRE I

DE LA PRÉDISPOSITION AUX AFFECTIONS DE LA PEAU

La majeure partie des affections de la peau doit être considérée comme le symptôme et le reflet d'un état général constitutionnel. Je n'en excepte même pas les affections parasitaires, qui réclament, pour s'implanter sur nos téguments, certaines conditions diathésiques ou *de terrain* (comme on dit volontiers aujourd'hui). C'est précisément cette cause constitutionnelle, d'une éradication si malaisée, qui peut nous rendre compte de la ténacité caractéristique des dermatoses. « Plus la maladie dure, disait Sydenham, plus elle participe de l'individu. » C'est surtout dans ces cas difficiles que le médecin a le devoir de préciser un régime et une médication appropriés, tout en gardant pour lui ses inquiétudes pronostiques et ses soupçons d'incurabilité possible.

De tout temps, on a enregistré l'influence du système nerveux sur les maladies de la peau. Les anciens dermatologistes parlent, à tout instant, de poussées d'eczéma provoquées par la joie ou la colère et d'affections cutanées coïncidant avec les névroses et névralgies. On voit, assez fréquemment aussi, le psoriasis succédant à des causes morales, à des émotions vives et profondes. Les travaux contemporains ont prouvé qu'il fallait rattacher aux nerfs vaso-moteurs ces influences mystérieuses : les lésions microscopiques des nerfs de la peau ont également rendu compte des troubles trophiques de cet organe et expliqué la symétrie de certaines affections cutanées. Enfin, les rapports intimes de la lèpre, du zona, de l'ichthyose avec les perturbations du système nerveux, sont absolument évidents et classiques.

Que d'éruptions sont liées à des affections gastro-intestinales ! Tous les jours, en traitant l'estomac, nous faisons disparaître des dermatoses, parfois anciennes et rebelles. Chacun sait les relations de l'urticaire et de la gastrite, de la couperose et de la constipation. Le trouble des fonctions de la peau, et notamment de son labeur éliminateur, entretient et aggrave souvent, d'ailleurs, la maladie interne : c'est un cercle vicieux morbide, un échange continu de mauvais procédés. Souvent aussi, nous constatons, chez les malades de la peau, un vice du foie. Les bilieux, les cardiaques, sont prédisposés à l'acné ; le foie n'est-il pas notre grand dépurateur organique, la glande que l'ancienne médecine chargeait d'éliminer les *âcretés*, et à laquelle la science d'aujourd'hui donne pour mission d'arrêter les microbes ? Quoi qu'il en soit, lorsque le foie est congestionné, torpide, la peau perd sa fraîcheur et sa souplesse ; les démangeaisons et les éruptions apparaissent alors fréquemment.

***

Il faut signaler aussi les rapports des maladies uro-génitales avec les dermatoses. La gravelle, l'albuminurie, l'urémie, les cystites et catarrhes vésicaux entraînent des furoncles, de l'urticaire, des eczémas, etc. On connaît les érysipèles et les éphélides (taches de rousseur) liées aux troubles de la fonction menstruelle ; que de fois l'eczéma et la couperose s'installent avec l'âge critique, enfer des femmes ! Les affections de la peau se rattachent aussi, parfois, aux troubles de la fonction respiratoire ; c'est ainsi que le *lichen tropicus* coïncide avec l'affaiblissement de la respiration dans les pays chauds. Tout le monde a pu observer le teint sale et terreux des poitrinaires. L'eczéma et l'asthme coïncident si fréquemment, que

Duclos envisage l'asthme comme une sorte d'herpétisme dyspnéique aigu, une poussée éruptive voltigeante et fugace, dans les voies respiratoires. Cazenave donnait ses soins à un asthmatique qui, durant sept années, ne put, une seule nuit, reposer dans son lit ; cet homme est pris, soudain, d'un eczéma des jambes, avec suintement assez abondant. L'oppression disparut, à dater de ce jour, comme par enchantement. Comment ne point croire à un état général servant, ici, de support à la dermatose ?

C'est à cause de ces rapports que, pour éloigner les récidives morbides aiguës et faire obstacle à l'invasion des maladies chroniques, nous cherchons si souvent, par les frictions, les massages, l'électricité, à réveiller, en quelque sorte, à ressusciter même, le bon fonctionnement du tégument externe. C'est pour cela aussi que nous nous gardons bien de guérir brutalement certaines dartres, anciennes et chroniques. Cicatrisez un eczéma invétéré un peu étendu : vous intallez le diabète, l'albuminurie, le cancer. C'est surtout à partir du moment où sonne la cinquantaine que s'accentue le rôle important de la peau comme émonctoire et dépurateur naturel.

Les éruptions de l'âge critique suppléent à des fonctions qui s'éteignent et préservent souvent de maladies moins désirables ; tel est l'axiôme dont tout clinicien doit être pénétré. Quant aux éruptions déclarées avant la puberté, elles guérissent, assez souvent, par cette révolution d'âge.

L'alimentation défectueuse excite, très volontiers, le vice dartreux. Alibert rapporte qu'au temps des disettes révolutionnaires, le peuple étant réduit à manger des viandes et du pain gâtés et à se nourrir d'une foule d'aliments insalubres, on vit, avec une grande intensité, régner les affections de la peau. De même, pendant le siège de Paris, l'hôpital Saint-Louis regorgea de malades.

Bergeron et Jacquemier accusent le *vieux lait* (le lait datant de dix ou douze mois) de provoquer les éruptions d'*impétigo* chez les nourrissons. Bien des fois, chez des enfants et des jeunes gens, j'ai retrouvé cette étiologie particulière et j'engage pour cette raison, les familles à ne jamais choisir, comme nourrice, une femme ayant accouché depuis plus de trois mois.

La vulnérabilité cutanée est infiniment variable, selon les races, les climats, les professions. Comparez les filles des champs mettant, impunément, leurs mains au contact des orties, avec nos demoiselles habituées au port des gants, qui affine à un si haut degré la sensibibilité tégumentaire ! Les enfants, les femmes, les blonds et les roux ont la peu plus fine. Les grandes fatigues, la privation de sommeil rendent la peau susceptible, ainsi que toutes les causes d'affaiblissement : dentition, puberté, lactation, âge critique, etc. Tout

2

ce qui lèse la peau ou entrave son fonctionnement normal, la prédispose aux éruptions : la
malpropreté, les parasites (*acare éveille dartre*, a
dit Bazin), la variole, les vésicatoires, etc., deviennent fréquemment des causes ultérieures d'é-
ruptions.

On est forcé, lorsqu'on observe de près les faits,
d'admettre l'existence d'une constitution dartreuse.
C'est elle qui nous explique la durée longue, les
tendances désespérantes aux récidives, aux *métastases* internes, aux alternances morbides, que l'on
constate, à tout instant, dans l'étude des dermatoses ; leur disparition, à la suite des affections graves ; les troubles cérébraux, le cancer succédant à
leur suppression brusque, etc... Souvent héréditaire, la constitution dartreuse manifeste son point
faible, son vice latent, à la moindre occasion :
un simple coup, un badigeonnage iodé, le maniement de substances irritantes révèlent, par une
éruption tenace, la vulnérabilité cutanée. Cette
éruption, toutefois, restera élémentaire et respectera le derme, ce qui implique l'absence de cicatrices et ce qui n'arrivera pas, par exemple, dans
la scrofule et dans la syphilis, coutumières aussi
de retentissement cutané...

Les dartreux sont tantôt des *arthritiques*, tantôt des *herpétiques*. C'est un tort de confondre
ces deux états diathésiques, qui diffèrent par un
certain nombre de traits importants. Voici, en

quelques mots, le diagnostic différentiel. L'arthritique tend à l'obésité et à la transpiration ; il est constipé et hémorroïdaire. L'herpétique, quoique « bonne fourchette », reste maigre ; sa peau est sèche, son intestin est disposé à la diarrhée. L'arthritique perd ses cheveux de bonne heure ; il est en proie à des céphalées congestives, à de la dyspepsie flatulente, avec aigreurs. L'herpétique est sujet aux démangeaisons, au catarrhe des voies respiratoires, à la gastralgie ; de plus, il est névropathe et manifeste habituellement des tendances mélancoliques ou une irascibilité remarquable, qui contraste avec l'apathie ordinaire de l'arthritique. Ce dernier souffre, du reste, de rhumatisme, au moins musculaire, parfois de gravelle et de goutte, tandis que l'herpétique se plaint plutôt de névralgies.

CHAPITRE II

HYGIÈNE ET TRAITEMENT GÉNÉRAL DES AFFECTIONS DE LA PEAU.

Tout d'abord, il faut savoir que certaines affections de la peau demandent, sinon à être respectées, du moins à être traitées avec une extrême circonspection. Tous les auteurs signalent des manifestations pulmonaires (asthme) ou cérébrales (méningites) ayant succédé à la suppression brusque d'eczémas un peu étendus. Ces « métastases » morbides résultent probablement de la rétention, dans le sang, de produits toxiques accoutumés à s'éliminer régulièrement par la peau. Il faut donc souvent savoir se borner à une cure graduelle, palliative, et ne jamais négliger, par des purgations, des dépurations rénales ou autres, de suppléer aux habitudes éliminatrices de l'émonctoire cutané. Et il ne s'agit pas seulement, ici, des affections suintantes : le docteur Gaucher a rapporté, notamment, des cas d'endocardites, de gastrites graves, d'asthme et de rhumatisme cérébral, ayant succédé, chez plusieurs malades, à la guérison de psoriasis anciens, par suite du déplacement, vers les viscères, des poisons morbides de la peau.

Il est un certain nombre d'éruptions, de cause externe et mécanique, qui disparaissent avec la cause qui les produit : on sait que le frottement répété, le maniement de substances irritantes, l'action du froid et de la chaleur sur la peau, les parasites et la simple malpropreté elle-même, sont susceptibles d'entraîner, sur la peau, des affections inflammatoires, purement locales, disparaissant rapidement par la simple suppression de la cause qui les a produites, ou par un traitement topique des plus simples. La plupart des dermatoses *professionnelles* rentrent dans ce cadre des éruptions de cause externe, qui ne font, comme le dit Bazin, qu'effleurer l'organisme du sujet.

Il est bon de remarquer aussi que, chez certains prédisposés, bon nombre de médicaments provoquent des éruptions. Tout le monde sait que le copahu et les mercuriaux donnent lieu à des roséoles et à de l'érythème ; les iodures alcalins provoquent l'acné et le purpura. Le chloral cause une sorte d'érysipèle, la belladone une sorte de scarlatine (c'est pour cette raison unique que les homéopathes ont préconisé le traitement de la scarlatine par la belladone). Toutes ces éruptions ces-

2.

sent, dès qu'on suspend la médication : elles semblent, d'ailleurs, liées, d'ordinaire, à une irritation gastro-intestinale. La plupart des exanthèmes constatées lors des dernières épidémies de grippe, étaient le résultat de débauches d'antipyrine, médicament encore à la mode contre l'influenza.

L'urticaire est la manifestation habituelle et fugitive d'un grand nombre d'accumulations médicamenteuses ; c'est ainsi que la créosote, la quinine, l'antipyrine, les brômures, les salicylates, etc., appellent souvent des éruptions ortiées. L'arsenic à haute dose est accusé, par les dermatologistes anglais, de provoquer le zona : je crois en avoir observé un bel exemple dans ma pratique. Après avoir supprimé le médicament suspect, il faut, par des purgations, des boissons chaudes et par la diète lactée, favoriser l'élimination de ce qu'il en reste dans l'économie : on doit tenir compte des modifications apportées au sang par la plupart des substances médicamenteuses, si l'on veut expliquer les dermatoses produites en l'absence de tout phénomène irritatif du côté du tube digestif.

L'intolérance de la peau pour certains aliments et boissons est également bien connue. Il n'est même guère besoin d'être un prédisposé, pour souffrir accidentellement d'urticaire après l'ingestion de divers poissons de mer (anguilles), mollusques (moules), crustacés (crabes). Les populations de la Baltique souffrent de la lèpre, parce que leur régime alimentaire consiste surtout en poisson putréfié.

Lorsque (chose fréquente) j'ordonne à un eczémateux lymphatique l'emploi de l'huile de foie de morue, j'ai bien soin *d'aseptiser*, en quelque sorte, ce produit avec un peu d'eucalyptol, dans le but de neutraliser les principes (âcres pour la peau) que renferme l'huile de poisson et de transformer cette dernière en un médicament dermophile.

La cure des affections de la peau est un problème d'alimentation. Ce n'est pas d'aujourd'hui que cette vérité thérapeutique a droit de cité dans la science. Déjà Fernel les considérait comme des intoxications (*venenatus morbus ex veneno intus genito*) et préconisait le régime peu copieux, la diète *blanche* (lait, viandes blanches, légumes blancs, fruits fondants) aux personnes souffrant de dermatoses. Sydenham affirmait, avec raison, les immenses services rendus à ces malades par la diète lacto-végétale, à la condition, disait-il, de ne pas s'en éloigner de la largeur de l'ongle et d'en pousser même la prescription jusqu'à la *cura famis*.

Je ne vais pas jusque-là : mais j'estime qu'il faut dresser une liste des comestibles suspects dans les dermatoses. C'est, comme le dit Guéneau de Mussy, entre les deux écueils de la débilitation et de l'hyperstimulation, que le médecin est appelé à louvoyer. Eviter les conserves, les salaisons, les épices, les boissons acides (cidre, vin du Rhin, eau de Seltz) : user modérément du gibier, des champignons et des truffes ; éviter les condiments âcres, les œufs de poisson, les *ingesta* salés et fermentés. Parmi les végétaux, les plantes de la famille des crucifères (chou), les fraises, les fruits huileux doivent être spécialement incriminés. Le café, justement accusé par Brown-Sequard de produire une désagréable et rebelle affection, le prurit anal, le café, disons-nous, convient peu aux sujets atteints de la peau, qui devront s'en abstenir ou lui substituer l'usage du thé, sans alcool, bien entendu.

Dans la plupart des dermatoses, l'emploi des purgatifs répétés est très utile, par leur action dérivative, qui diminue l'abondance des sécrétions cutanées. C'est aux purgatifs salins que l'on donne, ordinairement, la préférence : toutefois, je me trouve bien mieux du calomel et de la rhubarbe, lorsqu'il faut agir sur le foie, comme il arrive fréquemment chez les arthritiques, si enclins à la congestion hépatique.

On a pu nier l'importance du traitement général dans les affections de la peau et faire consister tout dans le traitement local. Je n'hésite pas à déclarer absurde cette manière de procéder. Quand bien même la dermatose ne serait point nettement le reflet d'un état constitutionnel, il faut toujours re-

chercher la _diathèse_. Vous ne trouverez point toujours ce qu'on appelle le _vice dartreux_, arthritisme
ou herpétisme. Mais sous le dartreux, vous trouverez toujours un malade.

L'utilité du mercure et de l'iodure est évidente
chez les syphilitiques ; celle des alcalins, chez les
arthritiques ; celle des arsénicaux, chez les herpétiques : c'est entendu. Mais, à côté de ces états
diathésiques, que d'indications résultent de l'observation sérieuse du sujet ! Le prurigo n'est-il
point l'apanage des utérines et des urinaires ?
L'eczéma scrotal ne coïncide-t-il pas avec l'état
hémorroïdaire ? Que de fois ne voyons-nous pas
les éruptions miliaires être d'origine fébrile et
nécessiter l'emploi de la quinine ; l'acné, le psoriasis, les furoncles, succéder aux accidents
rhumatoïdes, l'eczéma alterner avec la goutte,
l'asthme, la leucorrhée, la diarrhée !

Après avoir diagnostiqué l'affection locale, ne
nous hâtons donc point de libeller un traitement.
Interrogeons toujours le _status totius substantiœ_.
Je prends l'observation la plus commune ; un malade a de l'eczéma, des rhumatismes et de la
dyspepsie. Il faut vous efforcer de répondre, par
votre ordonnance, aux trois indications qui crient
soulagement. Si votre client vous demande une
station thermale, vous ne l'enverrez pas soigner
son eczéma dans le Puy-de-Dôme, ses articulations en Savoie et son estomac dans l'Allier : il

vous enverrait promener vous-même. Eh bien !
tâchez aussi d'accorder ensemble les indications
pharmacologiques, et cela est toujours possible,
pour qui sait dépister le lien de parenté capable
de réunir des maladies anatomiquemen} dissem-
blables et de leur conférer, synthétiquement,
l'identité physiologique.

*
* *

Les bains alcalins sont utiles aux herpétiques et
les bains sulfureux aux arthritiques. Pour éviter les
poussées sub-inflammatoires causées par la balnéa-
tion, il faut éviter les bains dans la période aiguë
des dermatoses. On se trouvera généralement bien
d'ajouter aux bains sulfureux et alcalins des substances susceptibles de diminuer leur *mordant*. Un
kilogr. de gélatine dissoute, ou bien 500 gr. de liqueur de goudron, ajoutés au bain médicamenteux,
empêcheront généralement toute dermite, furoncu-
leuse ou eczématoïde, chez les diathésiques à peau
irritable.

Bricheteau affirme que les dermatoses sont rares
chez les vidangeurs et que nombre d'ouvriers ont
embrassé (si j'ose m'exprimer ainsi) cette peu odo-
rante carrière, dans le but de guérir des éruptions
rebelles. La présence du soufre et de l'ammoniaque
dans les vidanges rend compte (si le fait est exact)
de ces prétendues cures merveilleuses.

*
* *

Le traitement *interne* des dermatoses est subordonné à l'état constitutionnel. En général, les alcalins conviennent aux arthritiques, l'arsenic aux herpétiques. Chez les arthritiques congestifs, je préfère les préparations de soude ou de potasse (bicarbonates, borates, benzoates, silicates, salicylates). Les préparations de lithine et de strontiane sont indiquées chez les goutteux. Dans l'arthritisme torpide, je préfère l'eau de chaux médicinale et le chlorure d'ammonium, très utile lorsqu'il faut dessécher certaines dermatoses suppuratives. Les balsamiques (goudron, eucalyptol, baume de la Mecque, etc.) conviennent aussi dans ce but : chez les uricémiques, je me suis bien trouvé des gouttes de Haarlem et de l'éthérolé de genièvre. La teinture de thuya m'a rendu des services pour restreindre les proliférations épithéliales excessives.

Dans les scrofulides, j'ai employé avec succès toutes les préparations iodées et l'arsenic sous forme d'eau de la Bourboule. Je prescris aussi l'huile de foie de morue additionnée de 1/5 d'huile de chaulmoogra.

Les préparations de soufre sont très utiles au déclin des dermatoses arthritiques. On peut, avec avantages, les prescrire contre les eczémas et les impétigos anciens, alors qu'il s'agit de restaurer les processus nutritifs de l'épiderme. Le soufre, ajouté aux balsamiques, a été préconisé, de longue date, par Devergie, qui avait une pratique fort étendue des dermatoses et obtenait, par la combinaison du goudron et du monosulfure de sodium, des résultats heureux, dans des cas parfois rebelles.

***

La médication arsénicale, lorsqu'elle est intelligemment maniée, modifie énergiquement un certain nombre de dermatoses. La plupart des auteurs, depuis Dioscoride, ont vanté son emploi pour une foule d'affections, humides ou sèches, de cet organe : mais il faut bien savoir que ce sont surtout les formes chroniques qui bénéficient de cette médication. L'arsenic échoue habituellement dans les éruptions acnéiques et papuleuses : j'en fais le plus grand cas pour le traitement des syphilides rebelles, de l'herpès à répétition, des eczémas et du psoriasis.

Administrées aux doses médicinales, les préparations arsénicales stimulent l'estomac et remontent la nutrition, en accroissant le nombre et probablement en améliorant la qualité des globules rouges du sang ; elles augmentent l'amplitude respiratoire et excitent les fonctions de la peau ; elles diminuent les oxydations exagérées, débilitantes

pour l'organisme et assurent un fonctionnement
plus régulier du système nerveux. L'action locale des composés arsenicaux non dilués, est, d'ailleurs, essentiellement irritante et caustique. Sous
les noms de *pâtes de Rousselot* et du *frère Cosme*,
l'ancienne médecine faisait grand usage de l'arsenic, pour la destruction des tumeurs et du cancer :
on a peut-être eu tort de laisser tomber en désué-
tude des caustiques « intelligents » qui peuvent
rendre de grands services, notamment pour l'ablation des productions épidermiques (cancroïdes).
On observe, en effet, l'affinité destructive de l'arsenic pour l'épiderme et pour ses sécrétions; le sulfure d'arsenic est l'un des meilleurs dépilatoires
connus (*rusma*), parce qu'il ne se borne pas a détruire les poils, mais *prévient parfois leur repousse
ultérieure*, en détruisant les bulbes qui leur donnent naissance.

L'action irritante de l'arsenic nous explique
pourquoi, sous peine de douleurs gastralgiques et
d'immédiate intolérance, on ne saurait l'adminis-
trer, intérieurement, qu'à faibles doses et très di-
lué.

A doses minimes, l'arsenic se montre mortel
pour les organismes inférieurs. Il est très usité,
pour cette raison, dans l'embaumement et la mo-
mification anatomique. Il n'est pas rare de voir des
malades, soumis à la liqueur de Fowler ou à toute

autre préparation arsenicale, expulser des vers intestinaux, au grand étonnement du médecin.

Les effets de la médication arsenicale sur l'économie humaine peuvent se résumer ainsi : Augmentation de l'appétence digestive, exaltation fonctionnelle générale, fraîcheur du teint et embonpoint, respiration facile, activité de la circulation, accroissement de la chaleur animale et des secrétions. Le sujet se sent plus léger, plus apte à la marche et aux exercices physiques, plus excité au point de vue génital ; sous ce dernier rapport, l'action de l'arsenic est, assurément, moins fidèle que celle du phosphore, mais elle rend parfois, cependant, des services dans la pratique courante.

L'élimination de l'arsenic par la peau appelle parfois, sur cet organe, certaines éruptions ; mais je ne les ai guère constatées qu'à la suite de très hautes doses, longuement prolongées, de la médication. Ce que j'ai toujours vu se produire, en revanche, c'est l'excitation marquée du système nerveux, de la sphère d'idéation et même d'imagination : l'augment notoire des *forces radicales* dont parlait Barthez. Je m'étonne que les auteurs n'insistent point davantage sur cette puissance *toni-nerveuse* de l'arsenic ; pour ma part, je ne serais pas loin de lui rapporter tout ce que l'on sait de l'énergie curative dévolue à cette médication de premier ordre.

Mêlé aux fourrages des bestiaux, l'arsenic ne

tarde pas à leur donner de l'embonpoint, de l'allure, un poil brillant et lisse : que de fois les maquignons ont recours à ce *truc* pour corser la valeur marchande de leurs chevaux !

Lorsqu'on prescrit l'arsenic, il faut progressivement augmenter les doses, puis les diminuer, de la dose *maxima* à la dose minima et enfin, interrompre quelque temps la médication, une semaine par mois, je suppose. Car ce métalloïde a la réputation de s'accumuler dans l'économie : le foie parait être son principal magasin. Aux doses de 3 à 10 centigr. l'acide arsénieux devient toxique : il enflamme le tube digestif et cause, finalement, la mort, par une paralysie du cœur et des poumons. Vous reconnaîtrez l'intolérance pour l'arsenic aux coliques, à la diarrhée, aux crampes d'estomac, aux yeux rouges : le malade a la gorge sèche, il accuse une soif vive et une lassitude générale étrange. Quand à l'empoisonnement proprement dit, nul n'ignore l'extrême analogie qu'il présente avec les symptômes du choléra.

Les préparations les moins irritantes sont celles à base d'arséniate de soude, comme la liqueur de Pearson. La liqueur de Boudin et les granules de Dioscoride, la liqueur de Fowler, à base d'arsénite de potasse, causent des accidents, si l'on dépasse les doses moyennes. L'arséniate d'antimoine réussit bien aussi dans l'eczéma ; l'iodure d'arsenic est excellent dans les dermatoses arthritiques ; le bromure d'arsenic (liqueur de Clemens) est merveilleux dans les éruptions des diabétiques [1]. Le cacodylate de soude permet l'absorption à plus hautes doses de l'arsenic, déguisé, en quelque sorte, sous forme de combinaison organique.

L'arsenic existe aussi dans bon nombre d'eaux minérales: mais bien peu le recèlent à dose vraiment médicinale. L'eau minérale de la Bourboule a l'immense avantage de réunir dans sa composition une minéralisation unique (source Choussy Perrière) qui nous explique les grands succès de la station contre les dermatoses des débilités.

Il est un point un peu bien contradictoire dans l'histoire de l'arsenic. Certains *toxicophages* arrivent à en tolérer des doses énormes, jusqu'à 30 centigrammes par jour! Le Tyrol, la Basse-Autriche, la Styrie surtout, comptent un grand nombre d'arsénicophiles, qui prennent ce poison, à jeûn de préférence, et s'abstiennent ensuite de boisson et de corps gras ; la beauté du teint, la vigueur, l'embonpoint, la prolificité et la longévité s'observent pertinemment, chez ces peuplades arsénicophages, pour lesquelles le poison devient un besoin vital si irrésistible, qu'ils en donnent à leurs vaches, à leurs porcs, à leurs oies !

[1] Voir Dr E. Monin, *Traitement du Diabète.*

***

En l'état de santé, quels soins locaux réclame la peau du visage ? Que faut-il employer, comme lotion faciale ? La réponse varie, évidemment, avec la nature des téguments. Or, il y a presque autant de variétés de peaux que de constitutions et de tempéraments. Toutefois, on devra, d'une manière générale, se mettre en garde contre l'usage habituel du savon ; le meilleur savon irrite, rougit, desquame la fleur, si fragile, de l'épiderme facial.

Alors le teint devient plus susceptible : la peau des joues luit, se tend, se sèche, s'écaille ou se craquèle. Il s'y produit une cuisson habituelle, qui appelle les bouffées de chaleur au visage ; et, la prédisposition aidant, on voit bientôt y surgir des éruptions qui (malgré qu'elles ne fassent, suivant le mot de Bazin, *qu'effleurer l'organisme*) n'en sont pas moins souverainement mauvaises au point de vue de la santé épidermique.

On peut diviser en deux grandes classes les innombrables variétés d'épidermes : les *gras* et les *maigres*. Les personnes dont la peau est grasse, onctueuse au toucher, riche en enduits sébacés (propriétés absolument indépendantes de l'état de maigreur ou d'obésité générales) doivent se laver, soir et matin, à l'eau chaude, aromatisée d'un peu de vinaigre virginal suivant notre for-

mule : 60 gr. d'esprit de lavande, 60 gr. de vinaigre aromatique, 15 gr. de teinture d'opoponax
et 10 gr. de teinture d'eucalyptus. Au contraire, ce
qui convient surtout aux peaux sèches, maigres,
pelucheuses, ce sont les douces onctions grasses,
au moyen d'une fine mousseline. En employant
notre formule de cold-cream (lanoline 60 gr., glycérine 20 gr., blanc de baleine 15 gr., salol 1 gr.,
essence de roses X gouttes), on évitera tout prurit
et toute poussée desquamative, et l'on conservera,
jusqu'à un âge avancé, la pureté la plus éclatante
du teint. Nous croyons que Madame Patti, par
exemple, n'a dû qu'à des onctions grasses de cette
nature, la conservation incontestable de sa jeunesse faciale.

Au printemps et à l'automne, les dames dont la
peau est délicate, voient souvent survenir des plaques farineuses, dont le lieu d'élection habituel est
le nez ou la joue : pour les faire disparaître promptement, on dissout, dans un quart de verre d'eau
chaude, 1 gr. d'acide borique et 1 gr. de salicylate
de soude, et, toutes les heures, on se lotionne avec
un peu d'ouate imbibée de ce mélange. Lorque les
éruptions gagnent les sourcils ou le cuir chevelu
(*pityriasis*), il faut recommander alors des bains alcalins généraux, des coiffures légères et bien aérées,
capables de favoriser la perspiration cutanée :
le soir, on appliquera sur les parties qui sont le
siège de pellicules, une mince couche de pommade

avec : 30 gr. de beurre de cacao. 1 gr. de benzoate de soude et 50 cent. de résorcine bien pure.

Il faut savoir aussi que toutes ces éruptions sont surtout fréquentes chez les personnes suspectes d'arthritisme et qu'elles exigent conséquemment une hygiène et un régime appropriés à cette diathèse. Evitez comme peste les aliments et médicaments dont l'ingestion se reflète sur la peau, principalement aux changements de saison et dans les cas de fatigue gastro-intestinale : citons surtout les poissons de mer, crustacés et mollusques (écrevisses et moules particulièrement) ; les épices, les viandes fumées et salées, le gibier, la chair de porc, les fromages forts, les fraises et les noix ; l'asperge, l'ail, l'oignon, le chou, le concombre, la truffe et les champignons ; le vin pur et les liqueurs, les boissons gazeuses et glacées. Parmi les médicaments, l'antipyrine, le chloral, la belladone, les mercuriaux, les bromures et les iodures, les balsamiques (copahu, térébenthine), sont les plus notoirement préjudiciables à la beauté du teint.

La chaleur du soleil et parfois même les rayons chimiques de la lumière électrique, causent au visage une rougeur érythémateuse, disparaissant promptemeut par le glycérolé d'amidon. Les sudations abondantes (surtout chez les personnes à peau grasse), provoquent aussi une variété de dartre vive, linéaire ou en virgule, rouge et prurigineuse, assez souvent symétrique, surtout au visage. Nous conseillons, alors, les lotions avec l'alcoolé de citron, coupé de moitié d'eau : persuadé, en outre, que cette variété d'eczéma sudoral tient, en grande partie, à une dépuration rénale insuffisante, nous prescrivons aussi l'usage du lait additionné de 4 gr. de bicarbonate de soude par litre. La chaleur provoque, enfin, sur le dos des doigts, principalement chez les personnes qui portent habituellement des gants de peau, une éruption dite *miliaire* (comparable à de petits grains de tapioca). Non traitée, cette éruption de dysidrose persistera plusieurs semaines, causera des démangeaisons et une exfoliation farineuse finale : soignée par de simples lavages avec la moitié d'un citron, elle disparaît promptement, surtout si l'on remplace l'usage du gant de peau par celui du gant de fil préalablement lavé à l'eau chaude.

CHAPITRE III

L'ECZÉMA.

L'eczéma est une affection de la peau assez fréquente pour avoir été dénommée, par Duncan Bulkley « la pierre angulaire de la dermatologie ».

Caractérisé par la rougeur, la chaleur locale, les démangeaisons plus ou moins vives, son type classique est une éruption pointillée et vésiculeuse, laissant suinter une sérosité peu colorée, riche en albumine, et qui, pour cette raison, empèse le linge. A cette éruption de vésicules succède, habituellement, une période sèche, écailleuse ou croûteuse ; cette période de *desquamation* ou d'exfoliation épidermique, n'est pas toujours la plus courte et la plus facile à guérir. Il existe, d'ailleurs, un grand nombre de formes éruptives d'eczéma qui s'écartent sensiblement de ce type habituel. Bien souvent l'eczéma n'est (comme le dit Requin) qu'une succession chronique d'exanthèmes aigus. La flore eczémateuse est d'une richesse des plus bariolées. C'est ainsi que le cuir chevelu peut être le siège d'une forme éruptive sèche, et primitivement squameuse, productrice de pellicules et cause fréquente de la chute des cheveux. Il est bien certain que ce *pityriasis* du cuir chevelu (du grec πιτύρον, son) réclamera un traitement diamétralement différent de celui que nous intituerons pour guérir l'eczéma humide de la face, des oreilles ou des mains.

On rattache assez volontiers certains eczémas à une inflammation purement locale du derme, survenue sous l'action de causes irritatives extérieures, d'une manière de *traumatisme* infligé à la peau. C'est ainsi que les parasites (puces, poux, punaises, moustiques), l'action du froid et celle du soleil, la chaleur d'un four, le frottement répété des vêtements, le maniement habituel de substances irritantes (épiciers, droguistes), et même le simple grattage chez un sujet nerveux ou affecté de varices, etc., sont capables de provoquer des éruptions analogues à l'eczéma. Mais ces éruptions, essentiellement subordonnées à la cause locale, physique ou mécanique, qui les sollicite, n'ont, en vérité, de l'eczéma que la mine apparente. Lorsqu'elles ne cèdent point à la disparition de l'agent provorateur (*sublata causa, tollitur effectus*), elles rétrogradent toujours assez rapidement devant une médication locale des plus simples. Au contraire, l'eczéma que nous avons en vue ici, exige toujours, pour sa guérison complète, un traitement général, *totius subtantiæ*. Ce n'est pas une maladie ; c'est une portion de maladie.

Les récidives du mal, sa transmission féconde par l'hérédité, ses habituelles aggravations sous l'influence de l'âge, du régime excitant ou d'une vive impression morale ; ses retours offensifs au printemps, la concomitance, non rare, de phénomènes généraux : tout contribue, en effet, à faire classer l'eczéma parmi les affections constitutionnelles. C'est ainsi que même les gourmes de l'enfance, variété banale et souvent suppurative de l'eczéma, n'apparaissent guère que chez les descendants lymphatiques de parents notoirement affectés d'herpétisme ou d'arthritisme. Cette hérédité diathésique se combat très bien par l'hygiène et le régime. Les enfants des riches, affirme Brown, n'héritent de la goutte que parce qu'ils héritent aussi des clefs de la cave et du garde-manger.

Van Swieten cite le cas d'un vieux goutteux tombé entre les mains des barbaresques et qui, par les travaux forcés de la chaîne, guérit merveilleusement de tophus et d'eczéma très anciens.

**

**

Il est curieux de constater, ici, combien la vieille opinion d'Ambroise Paré, attribuant au vice du

sang, à l'altération humorale, à la rétention anormale, dans nos tissus, des résidus *acrimoniques*
excrémentitiels de la nutrition, etc., combien cette
vieille opinion recèle de vérité incontestable. La
science moderne a démontré que le sang de l'arthritique contient des *hétérogènes* particuliers, les
acides uriques et lactique, entre autres : par cette
analyse chimique, on peut comprendre pourquoi
l'asthme, les angines, les arthrites, les névralgies,
les migraines, la gravelle, la dyspepsie, réunis par
le lien commun de l'altération nutritive, peuvent
alterner chez le même sujet, suppléer en lui
l'eczéma ou être remplacés par cette éruption.
Aussi, beaucoup d'eczémateux m'ont-ils affirmé
« ne s'être jamais aussi bien portés que depuis
leur éruption. »

Le lien diathésique une fois retrouvé, l'eczéma
n'apparaît plus que comme la traduction cutanée
de l'arthritisme, surtout chez les sujets lymphatiques. C'est probablement par ce tempérament,
habituel à la femme et à l'enfant, que se manifeste
la vocation eczémateuse du beau sexe et du jeune
âge. La plus grande finesse de la peau, la rareté
des manifestations goutteuses articulaires chez la
femme (qui est soumise, d'ailleurs, à une dépuration naturelle périodique du sang), nous expliquent
aussi la prédilection de l'eczéma pour le sexe féminin.

Peut-être encore, comme l'avait, croyons-nous,

pressenti Vogel, l'éruption vésiculeuse est-elle un artifice spécial, inventé par la nature, pour éliminer, au moyen de la peau, *vicaire du rein*, un excès d'albumine et de matières inorganiques de désassimilation, contenu dans l'organisme. Cette théorie nous rend compte d'un certain nombre d'accidents viscéraux graves (méningites, cancers, néphrites, etc.), ayant, incontestablement succédé à une guérison trop rapide de l'eczéma. Ces accidents arrivent surtout (il faut bien le dire) à des médecins qui, insoucieux du traitement général, se bornent aux applications topiques substitutives désséchant l'eczéma, mais ne déracinant point ses germes morbides, profondément implantés dans l'organisme.

C'est principalement chez les hémorroïdaires, les dyspeptiques et les asthmatiques, qu'il faut savoir respecter les manifestations extérieures de l'eczéma. L'alternance de cette affection avec certaines bronchites est même si commune, que T. Fox a pu surnommer l'eczéma un *catarrhe de la peau*.

Il faut aussi rétablir les fonctions du foie, chez un certain nombre d'eczémateux. L'insuffisance biliaire retentit notablement sur le fonctionnement cutané. Souvenez-vous de l'expérience de Küss, qui, en supprimant, chez un chien, la sécrétion biliaire, au moyen d'une fistule, a amené le dépérissement du pelage de l'animal et des troubles variés dans la nutrition épidermique. Et, puisque nous parlons d'expériences sur les animaux, rappelons encore que Garrod et Gigot-Suard, en mêlant l'acide urique à la nourriture journalière des chiens, ont déterminé chez ces animaux des lésions constantes sur la peau et les reins.

L'eczéma est aussi fréquent chez les femmes *qui croient ne pas devoir* allaiter leurs enfants : la nature se venge, par ce *lait répandu* (comme l'appelle le vulgaire) de l'infraction commise envers ses lois ; ou, plus justement, le sang ne se dépouille point, alors, de certains principes irritants, excrémentitiels, que la sécrétion lactée aurait su dériver parfaitement.

L'eczéma entraîne des démangeaisons qui sont loin d'être toujours la *dolorifera volupta* de Dietrich ; insupportables et constantes, analogues à des myriades de fourmis s'ébattant sur la peau, ces démangeaisons entraînent l'insomnie ; elles désespèrent le malade par leur tenacité. Il n'est pas rare de voir des eczémateux dégoûtés de la vie et bannis de la société, devenir la proie de la manie ou chercher à s'évader de l'existence par le suicide. L'irritation de le prurit s'aggravent surtout par les changements de température, la chaleur, l'exercice, le travail de la digestion, les chagrins, les émotions morales. Souvent l'eczéma n'est que le contre-coup d'un ébranlement émotif. Constamment, l'usage du vin, de l'alcool, du café, du poisson, des aliments

épicés, salés et fumés, l'aggravent et l'exaspèrent...

L'eczéma *débourre*, en même temps que les bour-
geons des arbres, dans la saison du renouveau : ce
qui nous prouve que Germinal n'étend point seulement son influence sur la sève végétale, mais
aussi sur celles des affections constitutionnelles et
diathésiques.

Avant de chercher, par une médication locale. à
faire disparaître une éruption eczémateuse, il faut
toujours s'efforcer de modifier, tout d'abord, le terrain sur lequel a poussé cette éruption. Borné aux
méthodes externes, le traitement peut, momentané-
ment, effacer l'eczéma. Mais le malade n'est que
blanchi, il n'est point guéri. Il est, de plus, exposé
déjà (nous l'avons fait pressentir) à des rétroces-
sions de la diathèse sur des organes plus importants, à son déplacement sur les viscères internes,
etc. C'est ainsi qu'on a pu dire que la dartre était
souvent la forme la plus bénigne et la plus désira-
ble de l'arthritisme :

Souvent la peur d'un mal nous conduit dans un pire.

Dans la forme aiguë de l'éruption, il importe de
faire tomber la fièvre locale, la *phlogose* cutanée,
au moyen de cataplasmes de fécule, laudanisés et
boriqués, et de lotions émollientes et détersives
avec l'eau d'amidon ou l'eau de sureau légèrement

saturnées. Après deux ou trois jours, on aura recours aux pommades substitutives, capables de
calmer le prurit et la douleur, en provoquant la
restauration du vernis épidermique. Les préparations à base de glycérolé tartrique, de vaseline à
l'oxyde de zinc, de beurre de cacao au précipité
blanc, de glycérine et d'huile de cade, sont particulièrement utiles, lorsque l'acuité de l'éruption
est déjà un peu émoussée.

On use et on abuse de la poudre d'amidon pour
le traitement de l'eczéma. Je lui préfère, de beaucoup, la poudre de vieux bois. La poudre de vieux
bois, préparée au tamis le plus fin avec du cœur
de chêne vermoulu, est la préparation siccative,
astringente et résolutive par excellence. On ne
peut que déplorer, avec Devegie, l'abandon de cet
excellent topique.

La méthode d'occlusion par la gutta-percha lami-
née procure les bénéfices d'une sorte de bain de
vapeur local, très favorable à l'élimination des dé-
chets de l'épiderme et à la réparation définitive
de la peau. Cette méthode a, de plus, le précieux
avantage de mettre obstacle au grattage, qui entretient et exaspère les éruptions les plus bénignes
et compromet ainsi les médications les mieux com-
binées. D'ailleurs, il est universellement reconnu
que l'eczéma aime la chaleur.

Dans la période aiguë de l'eczéma, il est assez
rationnel d'activer les fonctions cutanées par l'em-

ploi des sudorifiques internes (jaborandi, poudre de Dower) et par un enveloppement à la Priessnitz de toute la région (serviettes imbibées d'eau bori-quée). L'arsenic, nous le savons, n'agit guère, comme modificateur, qu'à la faveur de son élimina-tion par la peau.

Toutefois, lorsque la dermatose suintante paraît s'éterniser, j'estime qu'il faut, alors, au contraire, chercher à restreindre le fonctionnement des glan-des de la peau. Je n'ai rien obtenu de bon ni de l'agaric blanc, ni de l'atropine : mais je dois, en ce sens, au phosphate de chaux (4 gr. par jour) de vé-ritables succès dans ma pratique. Je veux aussi donner, ici, le traitement local efficace de l'eczéma strumeux, tel que je l'emploie depuis quinze ans, avec un succès qui ne s'est jamais démenti. Je confectionne un cataplasme d'amidon ordinaire, auquel j'incorpore quinze à vingt gouttes de tein-ture d'iode : j'obtiens ainsi, grâce à la formation de l'iodure d'amidon, un cataplasme puissamment résolutif et cicatrisant, bien que toujours doué de propriétés assez émollientes.

Lorsque le suintement eczémateux s'accompa-gne de tension inflammatoire et d'un violent prurit, j'applique des compresses trempées dans un verre d'infusion de sauge tiède, avec une cuillerée à café d'alcool camphré et 4 gr. d'alun ordinaire ou de potasse.

Suivant ses formes et les régions qu'il habite,

4.

l'eczéma réclame, du reste, un traitement local des plas variables : il faudrait plusieurs volumes pour en réaliser l'énumération complète.

Le traitement général de l'eczéma doit consister d'abord, dans des laxatifs. Toutes les semaines, je prescris une grande cuillerée à soupe de phosphate de soude dans un verre d'eau de seltz, à prendre à jeûn, le matin. Avant chaque repas, l'un des paquets suivants :

 ℞ Poudre de cascara sagrada. . ⎫
  Benzoate de lithine. . . . . ⎬ ââ 0.20
     M. ⎭

Il importe de régulariser ainsi le fonctionnement normal des sécrétions digestives, souvent troublées chez les arthritiques et de décongestionner le foie, dont l'obstruction préside, habituellement, au développement et à l'entretien des éruptions eczémateuses. Comme traitement diathésique, je me suis toujours bien trouvé d'associer l'iode à l'arsenic ; je donne, tous les matins, dans une tasse de lait, six gouttes de teinture d'iode et six gouttes de liqueur de Fowler, en interrompant cette médication une fois par semaine, le jour où j'administre le phosphate de soude.

L'usage des tisanes n'est plus guère à la mode ; mais il est, pourtant, fort utile dans un grand nombre d'eczémas. Lorsque la forme est sèche et chronique, je conseille la tisane de scabieuse ou celle de genêts ; lorsque la suppuration est marquée, celles de monésia ou d'orme pyramidal.

L'eczéma est, plus que toute dermatose, justiciable de l'hygiène diététique : c'est un problème d'alimentation.

Le vin, et surtout les vins alcooliques ou aigrelets, le cidre, sont très nuisibles aux eczémateux : chacun sait la rougeur faciale du buveur de vin et du Normand amateur de cidre. Il faut à l'eczémateux le régime doux, sans épices, ni sauces relevées ; éviter les aliments trop salés et non seulement les poissons et viandes conservés dans la saumure, mais toutes les conserves alimentaires en général : salaisons, charcuteries, même les conserves de légumes frais. Les escargots (peu assaisonnés) sont plutôt favorables.

Les fromages fermentés, le gibier, les champignons et les truffes, les condiments chargés d'essences âcres tels que : poivre, cannelle, ail, oignon, gingembre ; le sarrazin et le maïs, le cresson, les pâtes non fermentées, la viande de porc, interdite par Moïse et Mahomet ; et surtout les poissons de mer, coquillages et crustacés ; — voilà autant de mets dont l'eczémateux doit faire son deuil. Qu'il se souvienne, du reste, que beaucoup de ces aliments sont suspects de provoquer l'urticaire chez des sujets bien portants. « La peau, a dit Bayle, est le miroir du sang. » Si vous échauffez votre sang, vous irritez votre peau ; le corps humain n'est qu'un seul et grand organe, dont toutes les parties sont solidaires. Tout rentre dans le sang et tout en sort. C'est une aberration mentale que de vouloir traiter séparément et considérer comme « locales » les affections cutanées, qui sont peut-être les types les plus parfaits de l'exhibition humorale interne !

L'indication du régime et du traitement général se fait surtout sentir en avril, époque des récidives dartreuses humides. Comme l'amour et comme la mort, l'eczéma aime le printemps !

⁂

Quel est le meilleur régime dans l'eczéma ? Des végétaux herbacés en abondance, afin de corroborer, par la chimie de la nature, la médication alcaline et anti-arthritique ; la chicorée, les épinards, laitues, asperges, oseille, artichauts, escarolle, cardons, haricots verts, etc. ; un usage modéré du sucre et des farineux, en exceptant, toutefois : les oranges, les pommes de terre et pois en purée, que l'on peut manger à volonté ; toutes les pâtes alimentaires et les bouillies, de phosphatine Falières, notamment ; comme viandes journalières : le veau, le poulet, le lapin, le dindon, bien cuits et même rissolés ; du lait, des œufs et du fromage très frais ; des fruits bien mûrs. Voilà, en quelques mots, notre ordonnance alimentaire. A propos des fruits, la plupart doivent être préférés cuits en compotes, car il n'est pas rare de voir les fraises, framboises, abricots, pêches et raisins-muscats, même bien mûrs, déterminer des poussées eczémateuses. On fera bien de rejeter les fruits huileux, sauf les amandes et noisettes vertes.

Il faut renoncer à l'usage du cidre et du vin pur, boire de la petite bière, du petit-lait ou bien du bordeaux léger très étendu. Les boissons aqueuses ou amères (houblon, pensée sauvage, douce-amère, centaurée), lavent très bien le sang, rétablissent les sécrétions dans leur intégrité, et entraînent, par le grand égout collecteur de l'économie, toutes les impuretés organiques. Nous avons vu certains eczémas *très aigus* rapidement amendés par la diète lactée et par le régime *végétarien* sévère. (Les médecins allemands, qui envoient souvent *paître* les eczémateux, obtiennent parfois ainsi de magnifiques succès). Enfin, conseillons l'abstinence du thé, du café et surtout du bouillon, véritable solution toxique, qui souille le sang de produits excrémentitiels (xanthine, créatine, etc.), et vient ainsi compliquer l'arthritisme préexistant.

L'eczémateux sera placé dans un air pur, à mi-côte, près d'une forêt, loin de la mer. Il prendra pour devise : quiétude de l'âme, mouvement dans le corps. Il changera tous les jours son linge et s'abstiendra de la flanelle. On le soumettra à des bains avec un kilogramme d'amidon et 300 grammes de carbonate de soude ; ou mieux, on lui choisira une station hydro-minérale convenable. Il en est d'excellentes, pour l'eczéma, en France et à l'étranger ([1]) ; et nous croyons qu'il n'avait jamais soigné d'eczémateux, notre amusant Gui-Patin, lorsqu'il déclarait que les eaux minérales (*plus habent celebritatis quam salubritatis*) avaient fait plus de cocus qu'elles n'avaient jamais guéri de malades !

([1]) La cure de La Bourboule figure parmi les meilleures.

CHAPITRE IV

L'ACNÉ ET LA COUPEROSE.

L'acné ordinaire est une affection éruptive, siégeant principalement à la face, et caractérisée par des papules rouges qui deviennent pustuleuses, pour faire place, enfin, à des taches cicatricielles couleur lie de vin. L'acné est une affection fréquente dans la jeunesse : ce qui faisait dire aux anciens qu'elle se guérit par le mariage (*matrimonio curat varus*). Elle est causée par une irritation particulière des glandes sébacées de la peau, et les formes qu'affecte cette irritation sont, d'ailleurs, extrêmement variables. Tantôt la peau semble comme vernissée et huileuse, sans éruption apparente (acné *fluente*) ; tantôt elle se parsème d'incrustations concrètes et cornées : ces deux formes d'acné sont assez fréquentes au cuir chevelu. Les variétés boutonneuses et éruptives siègent surtout, comme nous l'avons dit, à la face. Les points noirs (*tannes*) que certaines personnes présentent aux ailes du nez, ne sont, eux-mêmes, qu'une forme spéciale de cette dermatose (*acné punctata*). D'autres fois, les boutons s'indurent et *s'enkystent*, en quelque sorte. Enfin, il existe une forme surtout connue et détestée (j'en appelle à toutes les femmes !) : c'est la forme rosacée, *couperose* ou goutterose, assez rebelle aux traitements ordinaires, et capable de rendre repoussants et hideux les plus jolis visages.

Les causes de l'acné sont : tout d'abord, une certaine prédisposition particulière de la peau, dont nous avons essayé de déterminer la nature dans notre *Hygiène de la beauté*. L'abus des onctions grasses sur le visage et l'usage immodéré des poudres soi-disant de *riz*, qui mettent obstacle aux fonctions perspiratoires des téguments, constituent pour nous, les grandes causes déterminantes de la couperose, chez une foule de femmes de trente à trente-cinq ans ; car c'est à cet âge-là que débute le mal et qu'il importe de l'arrêter, pendant qu'il en est temps encore.

**

On désigne souvent sous le nom *d'état séborrhéique* de la peau cette prédisposition locale aux éruptions acnéiques : or, Barthélemy et Jacques ont prouvé que cet état séborrhéique, qui crée sur la peau un si bon terrain de culture pour les germes, peut être, assez souvent, la conséquence et le résultat de troubles digestifs dus à une alimentation défectueuse. Les troubles de la fonction hépatique, notamment chez les buveurs, provoquent souvent l'état oléiforme de la peau, reflet d'un chimisme digestif défectueux, dans les sujets à nutrition ralentie et acidifiée. Les affections cutanées qui puisent leurs origines dans l'état séborrhéique sont l'acné et le pityriasis versicolor, sans compter les points noirs, tannes, kystes sébacés, comédons, eczémas dits séborrhéiques. Comme conclusions, l'antisepsie intestinale, le lait, les boissons chaudes, les eaux alcalines et la cuisine hygiénique s'imposent contre la séborrhée. La constipation, surtout, sera combattue par les lavements et les laxatifs ; en même temps, on agira sur la peau par l'exercice, les frictions, l'hydrothérapie, les topiques savonneux et antiseptiques. En veillant à l'insuffisance digestive, on restreindra l'élimination des toxines par la peau et on préviendra les dermatoses qui puisent leur raison d'être dans l'état séborrhéique des téguments externes. Comme laxatif, je recommande surtout la poudre laxative de Vichy, à la fois antiseptique et déplétive.

La chaleur au visage, déterminée par l'action du soleil, d'un poêle, d'une lampe ; l'usage interne des préparations à base d'iode et l'excès des liqueurs alcooliques et du vin pur sont, maintenant, les grandes causes accessoires de l'acné. Ce mal affecte, de préférence, des femmes qui ont été longtemps soignées comme anémiques ou lymphatiques, et ont parfois ingurgité des préparations ferrugineuses et iodées, au point d'en avoir l'estomac détérioré. Alors, se traduit sur la peau le reflet de l'état général, compliqué de l'action médicamenteuse. Les arthritiques et les rhumatisants; les jeunes personnes dont les époques sont peu régulières et ont été difficiles à établir, sont prédisposées aussi à l'acné et à la couperose. Il faut, du reste, remarquer combien toutes les affections éruptives, en général, se trouvent influencées par les époques menstruelles et aussi par l'état gastrique.

* *

Les éruptions dont nous parlons sont essentiellement *traîtresses*; elles mordent, comme on dit, sans aboyer; tous les jours, elles réalisent, lentement, un nouveau progrès, surtout si, au lieu de les soigner rationnellement, on se contente (ce qui n'est que trop fréquent) de les masquer par des fards et des cosmétiques, provocateurs d'irritations nouvelles désastreuses. Il faut, dès le début, s'efforcer, au contraire, de décongestionner le visage et de lui éviter, dans la mesure du possible, toutes causes d'irritation. L'exposition au froid et à la chaleur, la fréquentation des salons surchauffés, les discussions, colères, émotions vives, sont, par exemple, à éviter. Il faut cesser l'usage du café, du bouillon gras, du vin pur, des liqueurs, du gibier, du porc, des épices, du fromage avancé. Les poissons de mer, les huitres et surtout les moules, ne doivent être tolérés qu'avec méfiance ; la charcuterie, les oignons, les truffes, les choux, choux-fleurs, asperges seront également écartés du régime de l'acnéique, presque toujours entaché, du reste, d'arthritisme héréditaire.

C'est en traitant avec soin l'estomac, notamment par le moyen des *alcalins* (bicarbonate de soude), que l'on modifiera, de la manière la plus sûre, la prédisposition générale. Il faut aussi assurer, à l'aide des laxatifs, la liberté du ventre et régulariser, par un ensemble de moyens, les fonctions spéciales du beau sexe. On évitera soigneusement le froid aux pieds, l'usage des brômures et des iodures, du fer et de l'huile de foie de morue. Comme traitement local, les lotions d'eau chaude, alcaline ou sulfureuse, réussissent merveilleusement, aux premières périodes de l'affection. Dans la couperose confirmée, les scarifications sont fréquemment nécessaires pour arriver à la guérison complète.

La couperose n'est, en somme, qu'une inflammation des glandes sébacées, avec des poussées congestives qui s'exagèrent par l'exercice actif, les travaux qui exposent à avoir « le sang à la tête », les régimes qui stimulent la circulation (vin pur, thé, café, constipation). Il arrive aussi que la rougeur du nez est primitive (congestion réflexe), les lésions de l'acné n'apparaissant que consécutivement. De là, cet important précepte d'examiner toujours l'état de la muqueuse nasale et des cornets, avant d'instituer un traitement de la couperose nasale. Fréquemment, nous avons constaté, chez les jeunes filles mal réglées, des tuméfactions hypertrophiques de la membrane de Schneider, dont la guérison entraînait rapidement la disparition du « nez rouge ».

*
* *

J'ai constaté aussi, plusieurs fois, dans ma pratique, la coïncidence. non pas seulement de la couperose, mais de l'acné inflammatoire et de l'état séborrhéique avec les affections organiques du cœur, le rétrécissement mitral principalement. Quant à la syphilis, elle produit des lésions acnéiformes, mais dont les croûtes et l'absence de comédon sébacé nous donneront la clef du diagnostic différentiel.

On trouve dans les anciens auteurs des données étiologiques très exactes touchant l'acné. Guy de Chauliac déclare que le régime rafraîchissant et la liberté du ventre sont indispensables au traitement. Ambroise Paré dit que la couperose est plus marquée en hiver qu'en été « parce que le froid clot les pores et partant, la matière ne se pouvant évacuer, est tenue sous le cuir, où elle acquiert acrimonie et mordacité, faisant effleurir boutons et croustes. »

Les glandes sébacées servant, en somme, à éliminer hors de l'économie les matières grasses, peuvent être considérées comme les *vicaires du foie*. Aussi, sont-elles plus développées chez les bilieux, les congestifs, les continents, les alcooliques, les sujets exposés à la vie en plein air. La pousse du système pileux lors de la puberté excite, d'une façon connexe, le développement du système sébacé, surtout chez les peaux molles et grasses, à pores béants.

**

Il l'existe, ai-je dit, plusieurs types d'acné. Le type *papuleux* est rouge et sec ; le type *pustuleux* est couronné d'un petit bouton purulent ; parfois, l'acné est *indurée* et *noueuse*, sans apparence inflammatoire. Parmi les acnés non inflammatoires, figurent aussi le *comédon* proprement dit et l'*acné miliaire*. Le *sycosis simple* n'est qu'une acné pilo-sébacée.

La couperose débute, habituellement, par les ailes du nez, du côté des lèvres. D'abord fugace, elle se manifeste après les repas. Bientôt elle est plus persistante, elle s'exaspère par poussées, envahit le nez, le front et les joues, dilate et bleuit

5.

les vaisseaux capillaires, épaissit les tissus, bossèle et gerce le nez, où fleurissent, çà et là, quelques pustules d'acné éruptive. C'est une marche lente, qui ne rétrograde que par un traitement suivi ; parfois, cependant, la couperose semble guérie sous l'influence d'une grossesse. Mais c'est pour reparaître plus féroce ensuite.

D'après ce qui a été dit des causes de l'acné, on déduira aisément le régime et le traitement général. J'ai obtenu beaucoup de résultats heureux par l'emploi interne du bicarbonate de soude à haute dose [1] et des bains sulfureux, additionnés ou non de sel. D'une façon générale, dans les premières périodes, il vaut mieux s'abstenir de savon et de corps gras. On fera la toilette journalière avec de l'eau chaude additionnée de parties égales de glycérolé de borax au cinquième.

Tous les auteurs conseillent de traiter les éruptions acnéiques par les *lotions chaudes*, essentiellement détersives et résolutives, décongestives et modificatrices.

Les lotions chaudes, additionnées de 5 gr. de sel ammoniac par verre, ont la propriété de réveiller la contractilité du follicule sébacé, qui n'avait plus la force d'expulser son contenu. On les pratiquera

[1] On peut donner, tous les jours, aux repas ;
   Bicarbonate de soude. . . . . . 15 gr.
   Poudre de soufre lavé . . . . . 1 » 50
      M. (en 3 ou 4 paquets).

matin et soir et on les fera suivre de lotions soufrées suivant la formule suivante :

2f Eau de laurier cerise. . . . : . $\Big\}$
Alcool camphré . . . . . . $\Big\}$ ââ 60 gr.
Hyposulfite de soude . . . . 10 »

M.

Lorsque ces lotions auront épuisé leur action, on les remplacera par le topique suivant :

2f Vaseline blanche. . . . . 40 gr.
Borate de soude . . . . . 4 »
Microcidine . . . . 1 »
Résorcine . . . . 0 » 50

M

S'il ne survient pas d'irritation cutanée, on pourra poudrer avec parties égales de fleur de soufre, de salicylate de bismuth et d'amidon (1).

Les scarifications des vaisseaux sont parfois indispensables, ainsi que les cautérisations des acnés hypertrophiques (*rhinophyma*). L'acné *kéloïdienne* les comédons, l'acné *varioliforme* (aujourd'hui considérée comme un *molluscum* contagieux), sont également justiciables de la petite chirurgie : évidemment par une aiguille à cataracte, puis cautérisation avec l'acide chrômique ou l'acide lactique.

(1) J'ai guéri une couperose datant de dix ans par des badigeonnages avec parties égales de teinture de garou et de teinture de cantharide.

L'électro-puncture bien faite est la méthode de choix dans toutes les variétés de couperose.

***

Contre les points noirs du nez, nous conseillons, avec succès, les applications chaudes de mousse de savon noir, matin et soir, suivies de frictions avec la liqueur d'Hoffmann, saturée de silicate de soude.

Mais il faut bien savoir que, pratiquement, il existe deux variétés de points noirs : l'une est constituée par des grains de poussière fixés sur l'orifice des glandes sebacées (*acné punctata* vulgaire) et se guérit aisément. L'autre est essentiellement pigmentaire et ne s'efface que par l'ablation du pigment faite au moyen d'une aiguille à cataracte : on cautérise, ensuite, avec l'essence de winter-green additionnée d'un peu de sublimé.

Dans les affections acnéiques du cuir chevelu, il faut, d'abord, faire tomber les croûtes et nettoyer la place avec des lavages au bois de Panama ou au savon vert ; on utilisera ensuite, comme topique, un mélange de sublimé et d'alcoolat de Fioravanti, dans la proportion de 1 pour 200.

Worms considère l'aphte comme une acné des muqueuses et conseille, avec raison, de dissoudre par l'éther l'exsudat graisseux qui le constitue.

CHAPITRE V

LE PSORIASIS

Après l'eczéma et l'acné, le psoriasis est, assurément, dans nos pays, la maladie la plus fréquente de la peau. Elle atteint les adultes en pleine santé, dans toute la fleur de leur robustesse musculaire ; c'est pourquoi Neumann surnomme le psoriasis *morbus fortiorum*.

Le psoriasis (dont l'étymologie signifie dartre *émiettante*) est une éruption superficielle, non contagieuse, arrondie en lamelles squameuses superposées, stratifiées, d'une couleur nacrée ou blanc d'argent. On a souvent comparé ses apparences extérieures à celles de plâtras, de taches de bougie ou bien encore aux contours d'une carte géographique ; le liseré congestif, qui limite la plupart des éruptions de psoriasis, fait naître cette dernière ressemblance.

Les lieux d'élection de l'éruption sont les genoux, les coudes, le cuir chevelu, la région fessière ;

mais elle peut exister sur tous les points du terri-
toire cutané. Le psoriasis est, toutefois, rarement
généralisé. C'est une dartre discrète et tolérante,
causant peu ou point de démangeaisons ; elle évo-
lue par poussées successives, entrecoupées de périodes d'accalmie plus ou moins longues.

Lorsqu'on râcle les squames du psoriasis, on
arrive bientôt à une petite macule d'un rouge
orangé, facilement saignante : c'est elle qui est,
vraisemblablement, le point de départ et l'origine
de cette desquamation épidermique, parfois si active qu'elle remplit, comme de poignées de son,
le lit de certains malades. Si l'on songe combien
notre épiderme est riche en fer, en chaux, en soufre, en silice, etc., on comprendra comment la débilitation générale vient aux psoriasiques invétérés,
dont le sang s'appauvrit par ces pertes continues
et journalières.

Suivant la forme et la grosseur de ses poussées
éruptives, le psoriasis a reçu diverses appellations ;
il est dit ponctué, *guttata*, nummulaire (forme d'une
pièce de 1 ou 2 francs), circiné (arrondi avec peau
saine au centre), sinueux (*gyrata*), diffus, etc. Au
cuir chevelu, le mal est assez souvent confondu
avec l'eczéma séborrhéique, bien moins rebelle au
traitement et plus coutumier de procurer la calvitie. Aux ongles (le psoriasis unguéal n'est pas une
rareté), il apparaît sous la forme de rainures iné-
gales et écailleuses, qui ne sont guère plus carac-

téristiques. Dans les formes invétérées, il y a souvent aussi complications de gerçures, fissures et éruptions eczémateuses, qui ne laissent point d'embarrasser le diagnostic et le traitement.

Le psoriasis ne semble pas exister sur les muqueuses et l'on sait aujourd'hui que les plaques blanchâtres de la langue, si communes chez les buveurs, les fumeurs et les syphilitiques, ne sont aucunement, quoi qu'en pensât Bazin, du *psoriasis lingual*. Elles ne s'en rapprochent guère que par leur rébellion au traitement et leurs récidives faciles.

La science est bien peu fixée, touchant les origines précises du psoriasis. J'ai déjà dit qu'il était l'apanage des tempéraments musculo-sanguins ; il est en effet très rare chez les sujets lymphatiques et surtout scrofuleux. C'est de vingt à trente ans, en général, qu'il s'installe sur les téguments, et c'est souvent, hélas ! pour persister, silencieux ou tapageur, pendant toute la durée de la vie. Ses poussées sont excitées par les excès de table, l'alcoolisme, la grossesse, l'allaitement, les fatigues exagérées, les émotions vives. J'ai retrouvé, bien des fois, l'influence déterminante du *choc moral* chez des patients dont l'activité cérébro-médullaire était nettement déséquilibrée, souvent par l'hérédité. Le psoriasis paraît aussi provoqué (je parle des *poussées*, bien entendu) par les professions qui exposent à des contusions ou à des

frottements répétés (portefaix, débardeurs). Le ta-
touage est connu, enfin, pour déterminer des poussées, en irritant les dermes prédisposés.

Le psoriasis est fréquemment héréditaire, et,
dans ces cas, il résiste toujours aux traitements les
mieux combinés. Un nombre respectable d'auteurs
autorisés le considèrent comme une forme atténuée de la lèpre : Balmano Squire explique ainsi sa
prédilection marquée pour la race sémitique et sa
fréquence excessive en Asie. L'origine parasitaire
du psoriasis a été enfin invoquée, dans ces dernières années, par certains bactériologistes intransi-
geants, dont l'argumentation m'a semblé bien peu
convaincante. Pour moi, cette maladie cutanée res-
sortit surtout à la diathèse arthritique. Ce qui le
prouve, c'est l'état névropathique, héréditaire et
constitutionnel, très commun chez les psoriasiques ;
la fréquence assez grande des complications articulaires, et notamment de l'arthrite sèche, dans cette
dermatose ; enfin la concomitance habituelle de la
congestion hépatique, des tendances à l'asthme et
à l'angine granuleuse, tous phénomènes habituellement placés sous l'invocation de l'arthritisme.

Le traitement du psoriasis consistera dans l'hygiène commune à tous les malades de la peau :
éviter les fatigues, les émotions, les excès, les aliments capables de provoquer des poussées. Il faut
assurer la liberté du ventre et la décongestion du
foie, en administrant, deux fois par semaine, au

moment du coucher, vingt centigrammes de calomel. La plupart des spécialistes vantent l'usage
interne de l'arsenic et des alcalins : ils prescrivent
d'ordinaire, de 6 à 40 gouttes de liqueur de Fowler
tous les jours, à doses sans cesse croissantes, puis
décroissantes, afin d'éviter les dangers de l'accumu-
lation médicamenteuse. L'emploi du cacodylate de
soude est souvent fort commode à cet égard. Les
préparations de corps thyroïde m'ont donné quelques notables améliorations.

Pour alterner avec le cacodylate de soude, je
conseille l'arséniate d'antimoine (1 à 6 milligrammes par jour), dont la tolérance et l'activité me
semblent supérieures. Quant aux alcalins, je prescris 4 grammes de borate ou 2 grammes de silicate de soude, tous les jours, dans un bol de tisane
de salsepareille. Lorsque le psoriasis revêt la forme
humide, l'emploi interne de la teinture d'iode iodu-
rée réussit beaucoup mieux que celui de l'arsenic ;
mais ils ne faut pas craindre de prescrire les hautes
doses. J'y joins l'hydrocotyle, 50 centigrammes de
poudre, avant chaque repas, dans un cachet ; parfois, la neurosine Prunier.

Le traitement externe du psoriasis consiste d'a-
bord à *décaper* la peau, par le moyen des cataplasmes d'amidon, des bains et de l'enveloppement
caoutchouté. lorsqu'il est possible : j'emploie aussi
les onctions d'huile de foie de morue mélangée
d'un dixième de goudron de Norvège. Un spécia-

6

liste américain, le docteur Berry, préconise les applications d'une pommade émolliente préparée en faisant cuire, pendant une heure, des feuilles fraîches de mauve, hachées avec de l'axonge, puis filtrées. La peau, une fois décapée, les meilleures compositions pour pousser à la réfection épidermique et combattre l'élément récidivant sont : l'huile de cade, mêlée d'abord à la glycérine ou au glycérolé d'amidon, puis, finalement, employée pure, en badigeonnages ; les pommades à la chrysarobine ou à l'acide pyrogallique, au dixième.

Le docteur Rollet, de Lyon, conseille plutôt le *gallol* ou *gallanol*, mélangé à de la vaseline (10 pour 60) (le gallanol se produit en faisant bouillir le tannin avec l'aniline et en traitant ensuite par de l'eau acidulée d'acide chlorhydrique).

On peut aussi employer, selon les ordonnances viennoises, la *traumaticine chrysophanique*, c'est-à-dire le badigeonnage de la peau avec un mélange de : 10 de chloroforme, 1 de gutta-percha et 1 d'acide chrysophanique. Les acides chrysophanique et pyrogallique doivent se manier avec précaution et sur des surfaces très limitées : on a vu des cas d'empoisonnements causés par des applications trop généralisées et peu circonspectes. Il faut savoir aussi que les préparations pyrogalliques colorent en noir la peau et les poils, pendant que les chrysophaniques teignent les cheveux en jaune et la peau en violet. D'ailleurs, malgré leur énergie, ces diverses formules sont loin de procurer toujours la guérison !

Le traitement qui m'a paru amener les rémissions les plus longues, dans les psoriasis, et rendre les poussées plus rares et plus discrètes, c'est le traitement général libellé précédemment, auquel j'ajoute : deux bains tièdes d'une heure, chaque semaine, avec 500 gr. de gélatine et 500 gr. de borax. Malgré tout ce qu'on peut faire, le psoriasis reste la dermatose la plus déplorablement résistante. Sa guérison complète est des plus rares ; en revanche, il s'aggrave en s'invétérant et cause la mort par le cancer, l'albuminurie ou le catarrhe suffocant, qui sont des complications ou transformations ultimes préférées. On a vu le psoriasis disparaître, toutefois, à la suite d'un érysipèle ou d'une perturbation vitale profonde, causée par la foudre, une fièvre typhoïde grave, etc., assez coutumières (on le sait), de guérir les affections organiques les plus intenses.

Le psoriasis se termine aussi, parfois, par l'*herpétide maligne exfoliatrice*, dans laquelle le malade perd d'énormes quantités de lamelles épidermiques. Les indications thérapeutiques consistent, alors : dans une médication tonique intensive ; dans le massage de la peau avec le glycérolé d'amidon additionné de 1 gr. pour 30 de chlorate de potasse, et dans les bains de vapeur térébentinée. On peut aussi essayer l'emploi des courants continus.

La *dermatite exfoliatrice primitive* ou maladie
d'Erasmus Wilson est d'un pronostic bien moins
grave, quoiqu'elle se complique de fièvre, d'albuminurie et de congestion viscérales. Son traitement nécessite le régime lacté et l'enveloppement
ouaté des lésions (ouate boriquée ou salolée).

CHAPITRE VI

LES ERYTHÈMES. — LE LICHEN —
LE PITYRIASIS CUTANÉ

On appelle érythèmes des éruptions éphémères de la peau, ordinairement caractérisées par des taches ou des élevures rosées, qui s'étalent en vieillissant et deviennent bleuâtres. Les *roséoles* des fièvres éruptives, ainsi que la plupart des éruptions *médicamenteuses* ne sont que des variétés d'érythèmes. L'érythème *noueux*, consistant en petites bosselures douloureuses au voisinage des articulations, est d'origine notoirement rhumatismale et s'accompagne de fièvre plus ou moins forte : cette éruption est commune, à la suite de la fatigue, chez les goutteux et les rhumatisants. Son traitement le meilleur consiste dans le repos, la poudre de Dower à l'intérieur, la diète lactée et les lotions fréquentes avec l'eau de Cologne salicylée (à 2 pour 100 d'acide salicylique).

D'autres fois, l'érythème est dû aux frottements,

6.

chez les personnes grasses, ou au séjour trop prolongé dans le lit, chez les malades. Ces lésions, contusives, en quelque sorte, disparaissent avec la cause qui les a produites. Pour les malades, le matelas à eau et les emplâtres non irritants constituent le traitement préventif et curatif. Lorsque l'érythème s'accompagne de vésicules ou de desquamation (*polymorphisme*), il faut alors employer les poudres et les topiques usités contre l'herpès et l'eczéma.

Le *lichen* est une éruption saisonnière, fréquente dans les années où le printemps est chaud et le soleil piquant. Elle consiste en petites papules-rouges occasionnant de vives démangeaisons. Il existe une variété fort rebelle de lichen : le lichen *plan* ou *ruber*, fréquent au cou et aux poignets, chez les personnes nerveuses, à peau fine et délicate. Cette affection de la peau nécessite un régime végétal sévère, des laxatifs et des antispasmodiques. Le traitement direct des éruptions consistera en douches chaudes et en lotions avec du vinaigre de vin additionné de 2 pour 100 d'hydrate de chloral. Chez les sujets lymphatiques, on obtient la guérison et l'on éloigne les récidives par l'emploi de l'huile de foie de morue à haute dose et de l'arséniate de fer (5 centig. par jour, en 3 pilules).

Le *pityriasis* du visage, vulgairement appelé *dartres volantes*, n'est, selon moi, qu'une variété d'érythème saisonnier, qui devient squameux et

siège communément au cou, aux joues, au pourtour
des lèvres et au cuir chevelu. Je recommande surtout comme traitement, un régime doux et laxatif, l'abstinence des viandes fortes et des épices :
localement, des lotions avec de l'eau de goudron
chaude saturée de nitre ou de borax.

L'influence des rayons solaires sur un grand
nombre d'érythèmes n'est pas douteuse, lorsqu'on
observe que ce sont surtout les femmes et les
enfants, dont les téguments externes sont les plus
sensibles, qui sont atteints, au printemps et en été,
de ces diverses éruptions, siégeant, avec prédilection, sur les parties découvertes du corps. Sont-ce
les rayons lumineux ou les rayons calorifiques qui
agissent pour les produire ? Ce qui est certain,
c'est qu'au printemps, bien des dames ne sauraient sortir au soleil sans revenir avec un superbe
érythème facial, dégénérant parfois en eczéma. Les
voilettes vertes ou mieux les voilettes imprégnées
de bichromate de potasse (Veiel) doivent être re-
commandées, contre ces érythèmes *solaires* à répétition.

Les jeunes femmes à peau fine, surtout lorsqu'elles se livrent à des écarts de régime (repas irrégu-
liers, abus des pâtisseries) ou à des exercices vio-
lents, sont prédisposées aux éruptions faciales,
qu'elles s'empressent, d'ailleurs, invariablement,
d'aggraver par l'emploi des cosmétiques en renom
que leur vante leur journal de mode. Disons-leur

une fois encore, qu'un régime rafraichissant, de fréquents lavements, l'abstention d'un régime âcre et stimulant, le coucher et le lever de bonne heure, l'absence de contention d'esprit, un peu d'arséniate de fer à l'intérieur suffisent pour assurer la guérison qui leur tient à cœur et pour éloigner toute rechute.

Contre les dartres *furfuracées* volantes, un traitement bien simple m'a fréquemment donné des résultats curatifs rapides : ce sont (j'en ai déjà parlé), les frictions avec une tranche de citron fraîchement coupée. Il faudra également s'abstenir de savon pour le lavage de la face ; on le remplacera avantageusement en mettant sur la serviette mouillée quelques gouttes du mélange suivant : glycérine purifiée, 60 : borax, 10 ; huile de bouleau et essence de santal, six gouttes. (Mélangez.)

Le grattage est fort nuisible dans la plupart des érythèmes : c'est par lui que nous aggravons les simples piqûres des puces ou des cousins, ou les légères éruptions qui résultent de contacts plus ou moins malpropres. Un grand nombre de *fièvres ortiées* n'ont pas d'autre cause que le grattage, chez des sujets nerveux, à peau susceptible et excitable. Chez la femme, la grossesse, les affections utérines et même la simple fluxion mensuelle exagèrent encore cette excitabilité. J'estime aussi qu'elle coïncide, fréquemment, avec un mauvais état des voies digestives et notamment avec la congestion ou l'obstruction du foie et de la circulation veineuse

abdominale (*hémorroïdaires*). On conçoit combien
ces données causales apportent au traitement rationnel de précieux éléments de succès.

Pour combattre l'état chronique, dans les érythèmes et les lichens, je recommanderai les bains
alcalins au carbonate de *potasse* (2 à 300 gr.) ; ils
ont une action révulsive et antiprurigineuse, que
j'estime très supérieure à celle des bains alcalins
ordinaires au carbonate de soude. Ces bains doivent être prolongés graduellement d'un quart
d'heure à deux et trois heures : ils déterminent à la
peau de vastes congestions, parfois même des poussées herpétiques aiguës, guérissant spontanément.
Tout le secret des cures merveilleuses par certains
établissements thermaux, en des cas de dermatoses chroniques et invétérées, réside évidemment
dans les bains prolongés. A l'intérieur, outre l'arsenic, je recommande, pour leur action sédative
et décongestive, la teinture de cantharides (2 à 20
gouttes par jour progressivement) et l'extrait d'hydrocotyle (trois pilules de 5 centigr. dans les 24
heures).

Contre cette congestion faciale persistante, dont
les poussées s'exaspèrent au printemps et prédisposent singulièrement à la couperose, je donnerai
ici quelques méthodes curatives ; car cette variété
d'érythème affecte singulièrement le moral des
jeunes femmes et les pousse à employer sans ré-
flexion des cosmétiques nuisibles.

Ce sont surtout les peaux molles et grasses dont les pores sont béants et qui appartiennent fréquemment au tempérament lymphatico-sanguin, qui semblent prédisposées à ces rougeurs.

L'hérédité, la continence exagérée, le séjour au grand air, alors qu'on n'y est plus habitué, le froid aux pieds, la constipation, la grossesse, la congestion menstruelle, l'abus des viandes fortes, etc., sont aussi à incriminer. Il faut donc veiller ici aux fonctions de l'intestin, de l'utérus et de l'estomac ; conseiller des lavements de sauge et de camomille, le petit-lait comme boisson ; les emménagogues, les bains de pieds vinaigrés ou sinapisés ; le vin de Chassaing après les repas.

Comme traitement local, je me suis bien trouvé des lotions chaudes avec une solution à 5 o/o de benzoate de lithine ; des pulvérisations avec : eau de laurier-cerise 300, hyposulfite de soude 10, teinture d'opoponax 15. Les préparations belladonées m'ont rendu également des services. On sait que l'eau distillée de belladone servait, au temps du Titien, de cosmétique facial très répandu chez les belles Italiennes dont le teint était trop haut en couleur (d'où le surnom de *bella dona*, donné à cette solanée). J'ai eu à me louer d'avoir, le premier, ressuscité ces propriétés, très réelles, en donnant, dans mon *Hygiène de la beauté*, diverses formules à base de belladone, contre les rougeurs du teint.

CHAPITRE VII

L'URTICAIRE. — LE PRURIGO.

Voilà le type des dermatoses qui reflètent une irritation viscérale interne et qui démontrent combien la peau est un fin réactif du tube digestif. J'ai soigné et je soigne journellement, chez des enfants, chez des jeunes filles surtout, des éruptions d'urticaire à répétition, qui résistent désespérément aux traitements les plus rationnels. L'estomac dilaté, l'intestin enflammé, élaborent à plaisir des poisons, encore peu connus, mais qui s'éliminent par la peau en produisant la *fièvre ortiée*. La dentition et l'état nerveux semblent favoriser l'apparition de ces élevures prurigineuses, de ces plaques blanchâtres et dures, éphémères ou persistantes, justement comparées à des piqûres d'ortie. Ajoutons que le meilleur traitement de l'urticaire infantile est celui qu'a conseillé Hebra: l'huile de foie de morue *en frictions* et à l'intérieur. Une bonne hygiène alimentaire, la suppression de la viande, du vin, du café, des épices; l'interdiction de toute boisson en dehors des repas ; l'emploi réitéré des lavements et des bains tièdes, empêcheront tout retour offensif d'une éruption, assez grave chez les enfants, parce qu'elle entraîne la fièvre, l'insomnie et l'agitation nerveuse, par les violentes démangeaisons qu'elle occasionne et les furieux grattages qui en sont la conséquence.

Tous les *ingesta* déjà signalés comme « poussant à la peau » sont capables de provoquer des éruptions d'urticaire : les moules, huîtres, anguilles, crevettes, crabes, écrevisses, charcuterie, ail, chou, noix, gibiers, truffes et champignons, cresson, concombre, céleri, fraises, framboises, vins acides, œufs peu frais, café très fort, tels sont les aliments à suspecter le plus sérieusement. Les boissons glacées, les préparations balsamiques (copahu, créosote), les iodures et les bromures sont également à éviter, pour les sujets prédisposés à l'urticaire.

Ordinairement limitée au tronc et à la racine des membres, la fièvre ortiée se généralise parfois sur tout le corps. Ordinairement, les larges papules auréolées, plates et irrégulières qui constituent l'éruption, n'apparaissent qu'après démangeaisons et grattages. En même temps que la fièvre, existent souvent des douleurs articulaires et des troubles digestifs.

On a décrit une urticaire *interne*, occupant les

muqueuses, déterminant certaines variétés de coryza, d'angine, de laryngite, et parfois une toux irritante, accompagnée d'une oppression des plus vives. Pour certains théoriciens, l'asthme ne serait même qu'une urticaire bronchique.

L'urticaire peut naître sous l'action des émotions morales : colère, chagrins, perturbations affectives, opérations chirurgicales. C'est la forme dite *spasmodique* ou *émotive*. Nous en observons, journellement, des exemples : il nous suffit de faire déshabiller une jeune fille pour ausculter sa poitrine : le rouge de la pudeur apparaît aussitôt sur les bras et les épaules, sous la forme de plaques ortiées.

Certaines femmes annoncent infailliblement leurs époques par une urticaire qui ne les trompe point : nous étudierons, tout à l'heure, sous le nom de *dermographisme*, ces phénomènes de vulnérabilité cutanée exquise, qui ressortissent évidemment à des reflexes vaso-moteurs, encore très obscurément accueillis par la physiologie contemporaine.

L'impression du froid au moment de la digestion ; les piqûres des mouches, puces, punaises, araignées, chenilles, méduses (*orties de mer*). etc., etc., sont les causes susceptibles de provoquer une éruption ortiée de cause externe. Certaines personnes ne sauraient prendre un bain froid ni revêtir une flanelle, sans présenter bientôt de l'urticaire.

Donnons ici quelques préceptes à l'adresse des sujets prédisposés à l'urticaire. Ils devront fuir les aliments qui leur ont paru solliciter l'éruption, éviter, d'ailleurs, toute nourriture exagérée et excitante, qui impose au tube digestif, et surtout au foie, un labeur excessif. Le régime végétal, laxatif et rafraîchissant, la cuisine simple et la sobriété habituelle leur sont recommandés : ce sont choses, d'ailleurs, qui n'ont jamais fait de mal qu'aux médecins.

Pour guérir l'éruption, une fois qu'elle est installée, il faut que le praticien s'efforce, d'abord, d'en dépister la cause et de la déloger ensuite. S'il y a embarras gastrique, une purgation saline ou un vomitif en auront raison. Comme traitement local, les lotions tièdes vinaigrées et les frictions avec une tranche de citron nous ont assez fréquemment réussi. Dans les formes rebelles et chroniques, il faut prescrire, à l'intérieur, les alcalins, l'antipyrine, les gouttes de Baumé, les granules de sulfate d'atropine, sans préjudice, bien entendu, du changement de régime et d'habitudes. Comme lotions générales, on imbibe une petite éponge avec de l'eau phéniquée au soixantième ou une solution d'hydrate de chloral, à 5 grammes pour 200 d'eau. Dès que la peau a été lotionnée, on saupoudre avec la veloutine anti-érythémateuse dont j'ai donné la formule à la fin de cet ouvrage.

*_**

Les démangeaisons, le prurit, les cuissons et picotements sont communs à un grand nombre de dermatoses, mais peuvent être indépendants de toute
lésion cutanée. C'est ainsi que chez les goutteux,
les diabétiques, les hystériques, les brightiques, les
urémiques et simplement les vieillards, on constate
fréquemment un *prurit généralisé* sans cause connue. Besnier estime que ce prurit annonce fréquemment l'apparition du cancer,

Brown-Sequart rapporte le *prurit anal* à l'abus
du café; mais, presque toujours, en soignant l'eczéma et l'état hémorroïdaire concomitants, on
triomphera de cette odieuse infirmité, sans avoir à
supprimer la tasse de café *post prandium*, si agréable à l'homme civilisé. Le *prurit nasal* coïncide
assez souvent avec des vers intestinaux. Le *prurit
vulvaire* dépend d'une métrite, d'un état de grossesse et fréquemment du diabète : je conseille, dans
ce dernier cas, le brômure d'arsenic et les lotions
créolinées chaudes à 5 p. 100.

Le *prurigo* proprement dit ou *maladie de Hébra*
est une névrodermite, un *lichen féroce* et poly-
morphe, sujet à des exacerbations et accalmies parfois très longues. Le Dr Quinquaud recommande,
dans ces cas, l'emploi de l'huile de foie de morue
intra et extra à hautes doses. J'y ajoute, pour ma

part, des bains avec 1 kilog. de gélatine dissoute et additionnée de 15 grammes d'acide phénique neigeux, ou un demi-flacon de glyco-phénique du Dr Déclat.

Le *prurit hivernal* ou *mal de Duhring* semble d'origine arthritique : il reparaît périodiquement, dans nos pays, avec le froid sec, et désarme, d'habitude, les médications les mieux dirigées. Le régime anti-arthritique. les iodures à l'intérieur, le port d'une chemise de soie, et surtout le changement de climat, sont les remèdes du prurigo hivernal. L'un de mes clients s'est guéri en passant trois hivers de suite au Brésil.

Le *strophulus* des enfants est une sorte de prurigo ou de lichen, lié surtout au lymphatisme et guérissant par les antiscrofuleux à l'intérieur.

Le *prurit du gland* indique assez souvent la présence d'un calcul dans la vessie : c'est un phénomène réflexe ou sympathique.

Toutes les personnes soumises au prurit doivent suivre un régime alimentaire d'une stricte sévérité et se méfier principalement des aliments excitants et des boissons alcooliques. Les soins de l'estomac et de l'intestin, la surveillance des sécrétions et des excrétions, le traitement moral et les bonnes conditions d'hygiène s'imposent à qui veut triompher des dermatoses et des dermalgies prurigineuses, véritables croix des malades et des médecins spécialistes !

CHAPITRE VIII

DERMOGRAPHIE OU AUTOGRAPHISME

On appelle ainsi un phénomène singulier, assez rare, consistant dans l'apparition, sur la peau, d'une sorte d'urticaire, sous l'influence de l'excitation la plus légère des téguments. Vous prenez un stylet mousse, un crayon, une tige quelconque, avec laquelle vous tracez sur la peau, en appuyant légèrement, les mots ou emblèmes que vous désirez reproduire. Aussitôt se montre, aux points touchés, une raie blanche ou rose, suivie bientôt de saillies *ansérines* (c'est-à-dire ressortissant au phénomène que tout le monde connaît sous le vocable de *chair de poule*), les élevures reproduisant exactement (la plupart du temps sans prurit), les lettres ou dessins virtuellement tracés.

Signalée déjà par les anciens dermatologistes Willan et Gull, sous le nom d'*urticaire factice*, la dermographie n'a guère été étudiée que dans ces derniers temps. C'est ainsi que Blachez rapporte,

7.

en 1872, l'observation d'une dame rhumatisante qui, lorsqu'on lui appliquait sur le bras une pièce de monnaie, était prise aussitôt d'une éruption ortiée localisée, reproduisant, exactement et en relief, la figure de cette pièce. En 1879, une jeune hystérique qui présentait, au plus haut degré, les phénomènes autographiques (d'une persistance de six à huit heures en moyenne) fit courir à l'hôpital Saint-Antoine tout le Paris médical; on ne parlait, à cette époque, dans notre microcosme du quartier Latin, que de la *femme-cliché*, ou femme *lithographique*, du service de M. Beaumetz.

Depuis cette époque, on a publié un assez grand nombre d'observations d'*autographisme*, et le docteur Mesnet présentait, il y a dix ans, un mémoire académique des plus étudiés sur cette question. L'auteur fait remarquer, au cours de ce mémoire : que l'autographisme appartient, par sa valeur rétrospective, à l'histoire de la sorcellerie, et que la connaissance exacte du phénomène sainement interprété aurait, à coup sûr, sauvé du bûcher un grand nombre d'innocentes victimes. Il y a trois cents ans, en effet, le Diable régnait en maître et le crime de sorcellerie, ou de possession démoniaque, était couramment admis par les Parlements et par les cours judiciaires ; il suffisait de constater, à la surface du corps, une empreinte, un stigmate quelconque, pour que la justice de cette époque y vît, invariablement, la griffe du demon. L'infortuné stigmatisé était alors expédié à la mort sans autre preuve. Qu'auraient dit les juges de cette époque, en présence de ces reliefs cutanés persistants, de ces emblèmes visibles à vingt mètres de distance ? Il est probable que plus d'un névrosé, atteint d'autographisme, a dû subir ainsi la crémation obligatoire, dont notre douce Eglise, au seizième siècle, se montrait si prodigue, alors que maintenant elle n'admet même plus la crémation facultative *post mortem* !

La dermographie, ainsi que les stigmates des hystériques (Marie Alacocque, Louise Lateau, etc.), ne représentent pas autre chose qu'un *trouble vaso-moteur* de la peau, c'est-à-dire une déviation des fonctions vasculaires et nerveuses du tégument externe, parfois poussée jusqu'au *purpura*. On l'observe, le plus ordinairement, chez les névropathes, hystériques, épileptiques, aliénés et souvent aussi chez des arthritiques sujets à l'urticaire ou chez des malades en proie à l'empoisonnement par le plomb (*saturnisme*). La dermographie puise probablement sa source dans une excitabilité anormale des nerfs vaso-dilatateurs. Le seizième siècle, si parfaitement ignorant de la physiologie, trouvait plus commode de rapporter à Satan ces phénomènes étranges et d'en faire le *sigillum diaboli*. Mais maintenant, la science et la raison ont définitivement crié « *Vade retro, Satanas* » et sonné la retraite du merveilleux.

Guimbail a cherché à éclairer le mécanisme de

la production des phénomènes autographiques. Les jeunes sujets blonds, à peau fine et lisse sont, dit-il, particulièrement prédisposés ; c'est entre les épaules que se trouve le lieu d'élection favorable du phénomène. Sans méconnaître la part évidente du réflexe nerveux dans sa production, Guimbail nous démontre qu'il existe un autre facteur puissant, pour l'apparition de la névrose cutanée ; ce facteur, c'est le trouble nutritif, c'est l'élimination par la peau des principes, plus ou moins toxiques, charriés dans le torrent circulatoire. Il cite, à l'appui de sa théorie, le cas d'une jeune femme phtisique, d'un équilibre nerveux parfait, qni présenta des phénomènes dermographiques caractérisés, à la suite d'un traitement prolongé par les injections sous-cutanées d'eucalyptol. Ces phénomènes disparurent complètement, après suppression du traitement en question.

Chez certaines personnes dyspeptiques et arthritiques, j'ai souvent constaté que les empreintes des tissus et dentelles restent parfaitement gravées sur le corps, avec tous leurs dessins.

La dermographie ne constituerait donc, comme le pressentait Gull, qu'un *urticaire factice*, c'est-à-dire, une variété d'urticaire développée, pour ainsi dire à l'état latent, par une cause toxique quelconque, intrinsèque ou extrinsèque : l'éruption apparaîtrait, alors, sous l'impulsion occasionnelle du plus léger attouchement. La névrose seule est,

conséquemment, impuissante à créer, de toutes
pièces, l'autographisme ; il faut l'intervention d'un
état irritatif préalable du liquide sanguin. Autrement, il y a échange de mauvais procédés entre la
névrose et l'état du sang, dont la dermographie
n'est alors, que le reflet.

Le traitement local de ces accidents est, d'ailleurs,
le même que celui que nous avons déjà décrit pour
l'urticaire. Il consiste dans l'enveloppement ouaté
local, qui favorise les éliminations cutanées ; dans
l'usage d'un régime doux, plus végétal qu'animal,
réduisant à son *minimum* la production des *toxines*
alimentaires ; il consiste, enfin, et surtout, dans,
l'abstention de tous les aliments ou médicaments
suspects de pousser, comme l'on dit, à la peau :
poisson de mer, crustacés, huîtres, moules, viandes
salées et fumées, charcuterie, gibiers, fromages
forts, noix, oignons, choux, choux-fleurs, concom-
bres, truffes et champignons, café, liqueurs, cham-
pagne et vins alcooliques ; antipyrine, chloral,
belladone, balsamiques (copahu), brômures et
iodures, etc... On sait, en effet, que toutes ces
substances sont susceptibles de déterminer, chez
les sujets prédisposés, un certain nombre d'efflorescences cutanées et principalement des poussées
d'urticaire.

A l'intérieur, il faut prescrire les laxatifs et les
préparations amies de l'estomac, comme la pep-
sine Chassaing, la quassine, la strychnine. Mais le

traitement qui réussit le mieux contre la dermographie, c'est le traitement hydrothérapique. On
commence par les bains tièdes et la douche écos-
saise et l'on arrive graduellement aux bains frais
et à l'hydrothérapie froide. Un traitement de deux
mois suffit ordinairement pour assurer la guérison.
C'est ce qui fait dire à Barthélemy, par allusion au
sort naguère réservé aux stigmatisés : Autrefois le
feu, aujourd'hui l'eau !

Si la cure est moins radicale, elle est, assurément,
plus humaine.

CHAPITRE IX

L'HERPÈS. — LE ZONA.

L'herpès est une affection vésiculeuse de la peau, survenant par groupes éruptifs isolés ou réunis en bulle. Il s'accompagne, habituellement, d'une cuisson ou d'un prurit désagréable : en deux ou trois jours, les vésicules subissent la dessiccation, qui les transforme en croûtelles. Voilà pour l'herpès de la peau. Sur les muqueuses, après une courte période vésiculeuse (souvent inaperçue), l'herpès provoque des fausses membranes blanchâtres, qui recouvrent une petite ulcération bientôt cicatrisée.

Le type d'herpès le plus banal est celui qui siège à la lèvre supérieure, à la commissure labiale, à l'aile du nez ; il apparaît parfois au moindre mouvement fébrile. Commun chez la femme à l'époque menstruelle, il s'observe aussi pendant la grossesse et l'allaitement, ainsi qu'à la suite d'émotions vives. Cette variété ne réclame aucun traitement : on tiendra simplement l'herpès à l'abri de toute irritation et l'on respectera ses croûtelles jusqu'à leur chute spontanée.

Il existe une variété d'herpès buccal, à répétition, très commune chez les sujets arthritiques qui ont autrefois contracté la syphilis : cet herpès a été considéré, à tort, comme une éruption atténuée de plaques muqueuses. Il n'a, en effet, rien de contagieux. Son traitement exige surtout l'abstinence du tabac, de l'alcool et des épices. On doit lui opposer un régime des plus sévères, surtout lorsqu'on a affaire à des clients de souche goutteuse qui, sous peine de tenaces récidives, doivent se rapprocher, le plus possible, de l'idéal végétarien et abstème. Localement, on pourra toucher l'herpès buccal avec le collutoire chlorhydrique du Codex : mais ne comptez pas en abréger ainsi notablement la durée.

L'herpès de la gorge entraîne une variété d'angine extrêmement fréquente chez les femmes, les enfants, les jeunes gens. Cette angine, dite *couenneuse bénigne*, est souvent fort douloureuse et se plaît également assez aux récidives. Je conseille, contre elle, les vomitifs et les fréquents gargarismes tièdes avec un verre d'infusion d'*uva ursi* additionné du jus d'un demi-citron.

Les herpès génitaux, très communs dans les deux sexes et surtout chez les arthritiques, les diabétiques, les syphilitiques, surviennent à l'occasion des irritations locales les plus ordinaires. Ils récidivent, par poussées régulières, sous l'action d'un excès de la table, d'une excitation génésique prolongée et surtout de l'infidélité connubiale, qui paraît être le principal agent provocateur de l'éruption. Celle-ci est le siège de picotements pénibles et constants, parfois douloureux et névralgiques. Le meilleur traitement consiste dans les lavages locaux habituels, au moyen de l'eau boriquée, et dans les pansements *pulvérulents* de l'éruption ; les meilleures poudres sont le calomel, le salol, le bismuth, l'iodol.

Tout individu sujet à l'herpès doit éviter le refroidissement et la fatigue ; soigner son estomac, ne point s'écarter du régime rafraîchissant et laxatif. Le médecin remontera le moral des malades, très affectés surtout par le siège gênant des éruptions. La plupart des sujets herpétiques sont, d'ailleurs, des nerveux et des arthritiques, que guette l'hypocondrie : ils accusent ordinairement des migraines, névralgies, troubles digestifs (dilatation de l'estomac); ils présentent des hémorroïdes, du varicocèle, de la spermatorrhée, du déséquilibre mental.

Cette constatation clinique implique la nécessité d'un traitement général, basé sur l'hydrothérapie (elle m'a toujours donné des résultats très encourageants contre les récidives herpétiques) ; les préparations arsénicales et surtout le brômure d'arsenic, les bains sulfureux, le ferrocyanate de quinine.

8.

***

Il est une variété d'herpès qui diffère notablement des précédentes. Je veux parler du *zona* ou *zoster*, qui consiste en une éruption de vésicules herpétiques, groupées sur le trajet des rameaux nerveux et accompagnée, précédée même, de douleurs névralgiques constantes, exaspérées pendant la nuit et remplacées, parfois, par une sensation de brûlure plus ou moins vive.

Le zona était connu des anciens sous le nom de *feu sacré* ou de *ceinturon* sacré. Son nom de *zona* signifie, du reste, *ceinture* : car, dans sa forme classique, c'est une éruption de la région intercostale inférieure, apparaissant en demi-ceinture, c'est-à-dire unilatérale et le plus souvent du côté droit ; on ignore, du reste, le pourquoi de cette préférence.

Le zona est loin, d'ailleurs, d'être toujours intercostal : il siège assez souvent sur le trajet du nerf ophtalmique, branche du trijumeau, et se complique alors d'inflammation de la conjonctive et même de la cornée de l'œil correspondant. Il existe aussi des variétés cervicale, sacro-lombaire, etc., de cette curieuse maladie. L'angine herpétique m'a paru aussi revêtir, assez fréquemment, les caractères d'un véritable zona amygdalo-pharyngien.

L'éruption peut se terminer par gangrène de la

peau : fréquemment elle laisse, après elle, des cicatrices indélébiles et une prédisposition régionale à
des névralgies ultérieures. J'ai constaté surtout ces
suites pour le zona ophtalmique. L'herpès zoster
se rapproche des fièvres éruptives en ce sens qu'une
première atteinte confère ordinairement l'immunité
future. Toutefois, il est bon d'observer que le zona
apparaît, assez souvent, sans fièvre. Il vaut donc
mieux, je crois, rapporter cette éruption à la diathèse rhumatismale, tout en reconnaissant que les
fatigues physiques et morales, les chagrins, les
ennuis, les passions dépressives, possèdent, sur sa
genèse et son évolution, une influence certaine. Le
zona est, d'ailleurs, d'une fréquence à peu près
égale dans les deux sexes : c'est une maladie de
l'âge adulte.

Je conseille, pour abréger les souffrances et surtout la durée de l'éruption, la méthode curative
suivante. On débute par une bonne purgation
saline et, si le sujet est affaibli, on lui prescrit, à
prendre dans les vingt-quatre heures, une potion
avec 4 gr. d'extrait de quinquina et 30 gouttes de
teinture de gelsémium. Lorsque les douleurs
névralgiques sont très violentes, on donne, quatre fois par jour, une pilule avec : bromhydrate de
quinine 15 centigr. ; nitrate d'aconitine, un quart
de milligramme.

Localement, j'estime qu'il faut se garder de per-
cer les vésicules ; on protégera l'éruption du con-

tact de l'air par plusieurs couches de vaseline boriquée, saupoudrée ensuite de parties égales d'amidon et d'iodoforme, puis d'une feuille de coton au
menthol, qui aura l'avantage double de masquer
l'odeur de l'iodoforme et de contribuer, pour sa
part, à l'anesthésie de la région. Contre les névralgies et les troubles persistants de la sensibilité qui
succèdent, assez souvent, au zona, je me suis bien
trouvé des frictions avec l'essence pure de winter-
green et des courants électriques continus.

Le zona, commun chez les arthritiques, les
migraineux, les hépatiques, les dyspeptiques et les
diabétiques, est aujourd'hui considéré par quelques
auteurs comme infecto-contagieux. Il est, en effet,
certaines formes de zona qui s'accompagnent de
fièvre violente et nécessitent l'emploi du sulfate de
quinine à haute dose. Mais, habituellement. ce
n'est qu'un simple trouble trophique névralgique.
Toutefois, il semble plus commun chez les sujets
voués à la tuberculose : je l'ai vérifié trop souvent
pour qu'il s'agisse de simples coïncidences. Et je
ne parle pas seulement, ici, du zona classique
intercostal, mais de l'ophtalmique et du trifacial,
qui sont infiniment plus rares et que j'ai, plusieurs fois, constatés chez des malades qui succom-
bèrent plus tard à la phtisie pulmonaire rapide.

Méfions-nous donc du zona, même lorsqu'il survient chez des personnes dont l'*habitus* général
nous paraît florissant !

CHAPITRE X

LES SCROFULIDES. — LES GOURMES. —
LE LUPUS.

Les gourmes, que Bazin a justement définies une *scrofulide exsudative bénigne*, constituent des affections communes dans le groupe infantile, dont le lymphatisme est le tempérament ordinaire. La lésion principale des gourmes consiste en une éruption de vésicules séro-purulentes, nommée *impétigo*, qui stratifie sur la peau des croûtes épaisses et melliformes. Certains auteurs considèrent, aujourd'hui, l'impétigo comme contagieux et inoculable. Les gourmes sont excitées par la dentition et la croissance : elles provoquent, d'ordinaire, des démangeaisons et des engorgements des glandes lymphatiques. Elles aiment à débuter par les narines ou le derrière des oreilles, d'où elles gagnent la face et le cuir chevelu, si l'on ne les arrête à temps...

8.

Il ne faut pas négliger le traitement de ces éruptions, si bénignes qu'elles puissent sembler : mal soignées, elles mènent aux écrouelles, aux ophtalmies et otites chroniques, à l'ozène, et prédisposent à la calvitie précoce, sans parler des cicatrices vicieuses qu'elles peuvent entraîner. Mais un préjugé aussi tenace que celui qui respecte les gourmes, doit avoir quelque racine de vérité : et en effet, il y a danger à traiter localement l'impétigo d'une manière trop énergique. On a vu la brusque guérison d'une de ces éruptions anciennes et étendues occasionner des accidents fort graves. Mais, en soignant les gourmes dès leur début et, en inaugurant toujours le traitement par la méthode émolliente, nous ne courrons jamais le danger d'aucune répercussion viscérale, surtout si nous ne négligeons pas l'emploi des laxatifs et des modificateurs *totius substantiæ*.

Décaper la peau par des cataplasmes tièdes de fécule, arrosés de glycérine boratée au dixième : la décongestionner ensuite, par des pommades au goudron et à l'oxyde de zinc : voilà les moyens de guérir l'impétigo et de réparer ses lésions. Quant à ces macules luisantes et vineuses, qui persistent parfois, on les efface, assez vite, avec une pommade contenant, pour 50 grammes de beurre de cacao, 1 gramme de précipité rouge et 1 gramme d'huile de bouleau. Le traitement interne des gourmes consistera à interdire tous *ingesta* irritants ; à faire boire des infusions amères (houblon), à donner des laxatifs, des arsénicaux, du fer, de l'eau de Choussy-Perrière, de l'extrait de feuilles de noyer, de l'huile de foie de morue phénico-eucalyptée. Lorsque les éruptions siègent au cuir chevelu, le port d'une calotte en gutta-percha suffira à les guérir, avec le traitement interne bien entendu.

La malpropreté, la fatigue, la mauvaise nourriture, sont les principaux facteurs des gourmes, chez les enfants blonds et lymphatiques. Pour empêcher l'irritation des éruptions et peut-être leur auto-inoculation par le grattage, les médecins de l'enfance feront bien d'exiger le pansement de l'impétigo par occlusion.

*
* *

C'est aussi une scrofulide (mais celle-là n'est guère bénigne), que le *lupus*, dartre rongeante, qui défigure si atrocement les visages qu'elle touche. Le lupus est considéré, volontiers, aujourd'hui, comme une tuberculose de la peau, et on paraît l'avoir produit en inoculant directement le virus tuberculeux : Leloir a cité des cas de lupus transmis par le baiser ou le mouchoir de phtisiques, des boucles d'oreilles, hardes et instruments souillés par des tuberculeux, etc... D'autres auteurs considèrent le lupus comme une forme atténuée de la lèpre et nient son caractère contagieux.

Quoi qu'il en soit, le lupus est notoirement héréditaire. Il se montre deux fois plus fréquent chez la femme que chez l'homme. Il affectionne les jeunes sujets lymphatiques ou strumeux, et sévit, avec prédilection, sur les pays humides, l'Allemagne du Nord, le Danemark et la Hollande particulièrement. En voyageant dans ce dernier pays, chacun remarque combien fréquents sont les passants privés de nez : ce sont des victimes du lupus, presque toujours de jeunes femmes. Car les lupeux sont fréquemment fauchés à l'âge mûr, par la phtisie pulmonaire. Certaines maladies débilitantes antérieures, telles que la rougeole, la fièvre typhoïde, paraissent fournir prétexte et donner prise au développement du lupus.

Formé de nodules mous et transparents, habituellement groupés en placards, le lupus nous apparaît sous forme de taches rouge-brun, squameuses, tuberculeuses ou ulcéreuses. A mesure que la lésion se cicatrise au centre, elle s'étend à la périphérie. Toutefois, une forme, plus maligne encore, de cette odieuse maladie, le lupus *vorax* ou *exedens*, creuse, à la fois, en surface et en profondeur, accomplissant, parfois en quelques semaines, de véritables mutilations.

Quoique lent et indolent, quoique dépourvu de retentissement ganglionnaire habituel, le lupus vulgaire n'en nécessite pas moins (sauf, toutefois, chez le vieillard), un traitement actif, rapide, intense et énergique. Autrement, on déplore des exacerbations dans les lésions, des récidives inévitables, des formes extrêmement graves (*esthiomène*) et, en tout cas, des cicatrices difformes et indélébiles. Le traitement consiste, d'abord, à modifier la scrofulose au moyen des agents tirés de l'hygiène (air pur, nourriture riche, bonnes conditions générales) et de la pharmacie (iode, fer, arsenic, huile de foie de morue).

Je ne dirai rien du thuya, de l'hydrocotyle, du graphite, de la sépia, médicaments auxquels j'ai vu, avec peine, certains malades avoir recours, sur la foi des homéopathes !

A part les préparations mercurielles (bi-chlorure et bi-iodure), les topiques seuls sont bien peu actifs contre le lupus ; les meilleurs, qui sont les acides lactique et pyrogallique et la solution de bichromate de potasse, ne sauraient être employés que comme pansements, à l'issue du traitement chirurgical.

Ce dernier consiste dans l'ablation, lorsque (chose rare), le placard lupeux est bien limité. Vidal conseille les scarifications nombreuses et réitérées, suivies d'applications emplastiques de minium et cinabre. Besnier a recours aux cautérisations par le galvano-cautère à pointe-fine. Leloir préfère le râclage, suivi d'applications caustiques et de pansements iodoformés. Je ne dirai rien des injections de Koch, qui mériteraient pourtant de survivre, comme traitement du lupus, à l'avatar mérité qu'elles rencontrèrent dans la cure des phtisiques. La photothérapie de Finsen semble avoir aussi de réels succès à son actif.

La méthode des scarifications quadrillées hebdomadaires, renforcées par des cautérisations superficielles bi-mensuelles, au thermo-cautère, me paraît devoir être, dans le lupus, la méthode de choix. Dans les intervalles de ces opérations, on appliquera des emplâtres au calomel et à la résorcine, ou bien des compresses de tarlatane, imbibées d'une solution de sublimé au millième. J'ai eu la candeur d'essayer l'argile, vantée par ce charlatan sacré (retournez, si vous le voulez, les termes) que l'on appelle l'abbé Kneipp. C'est une plaisanterie de mauvais goût, à moins qu'il ne s'agisse d'argile au sublimé... ce qui est possible, en somme ! Je doute aussi véhémentement de l'électrolyse, médicamenteuse ou non, ainsi que de la cautérisation *solaire*, pratiquée, à l'aide d'une forte lentille, par le docteur Thayer (de San-Francisco).

Il existe une variété de lupus qui ne s'attaque guère qu'aux adultes et aux vieillards. On l'observe surtout aux pommettes et aux oreilles, sous la forme de placards rouges, écailleux, crétacés. C'est le lupus *érythémateux*, que les uns considèrent comme une forme légère ou avortée du lupus vulgaire, tandis que pour les autres, il ne représente qu'une variété d'acné. Des cautérisations légères, suivies de pansements à la résorcine, triomphent ordinairement du lupus érythémateux.

CHAPITRE XI

LE PURPURA

On nomme *purpura* (pourpre) ou *maladie tachetée de Werloff*, une affection caractérisée par des hémorragies de la peau. Les stigmatisés, comme Saint-François-d'Assise, Louise Lateau, etc., qui portent (aux pieds, aux mains ou aux lombes) une représentation surnaturelle des plaies infligées à Jésus, ne sont souvent que des purpuriques : la christomanie, plus ou moins intéressée, a transformé chez ces malades, en miracle, une manifestation cutanée véritablement assez commune.

Le purpura consiste en taches rouges ou noirâtres, sortes d'ecchymoses spontanées, ne disparaissant pas sous la pression du doigt. Leurs dimensions varient entre une tête d'épingle et une pièce de cinquante centimes. Avant de disparaître, le sang des macules épanché se résorbe, peu à peu, en passant, comme les ecchymoses, par toutes les couleurs de l'arc-en-ciel. Le purpura se plaît surtout aux membres inférieurs et du côté de la flexion. Parfois, ses poussées sont précédées ou accompagnées de mouvements fébriles. Cette affection récidive facilement, surtout au printemps : si elle atteint surtout les membres inférieurs, cela tient aux lois de la pesanteur, qui favorisent sa production, en cette région, comme cela a lieu pour les varices.

A côté de la forme simple, essentiellement curable et même bénigne, du purpura (dont l'origine semble rhumatismale), on décrit une forme accompagnée d'hémorragies plus ou moins graves, survenant par les divers orifices : cette variété est un genre de scorbut sporadique. On a reconnu aussi un purpura infectieux, dans lequel le traitement est des plus aléatoires : c'est là probablement une forme anormale et insolite de la fièvre typhoïde, de la scarlatine et d'autres fièvres graves.

Certains médicaments, tels que les iodures, les alcalins à haute dose, la quinine, l'alcool, le phosphore, poussent à l'apparition du purpura : d'autres fois, il apparaît comme un symptôme qui vient compliquer un urticaire ou un eczéma préexistants. Les jeunes gens et les femmes à peau blanche, arthritiques, enclins à l'irritabilité nerveuse, sont particulièrement prédisposés. Le froid humide, l'air confiné, la mauvaise nourriture, un labeur excessif, la privation de sommeil et de lumière, possèdent, sur la genèse du purpura, une influence

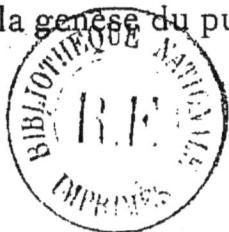

très marquée. Les prisonniers, les aliénés, les habitués des hôpitaux paient, pour ces raisons, un lourd tribut à ce mal de misère.

L'allaitement prolongé, les excès vénériens, les émotions violentes (colère), l'alcoolisme : en un mot, tout ce qui affaiblit l'économie au physique et au moral, tout ce qui vient troubler la constitution intime du sang, peut amener le purpura. Aussi est-il la complication ultime d'une foule d'états morbides anciens (phtisie, cancer, albuminurie, diabète, paralysies) où son apparition annonce, d'habitude, la mort prochaine. Dans toutes les maladies de dénutrition, le sang perd sa plasticité fibrineuse qui l'empêche de transsuder à travers les parois des vaisseaux; c'est pourquoi la pellagre, l'impaludisme, les anémies pernicieuses, les affections de la rate et des organes lymphoïdes, l'infection purulente et toutes les cachexies provoquent l'apparition du purpura. D'ailleurs, dans la plupart de ces affections cachectisantes, ce n'est pas seulement la composition du sang qui est altérée : les parois des vaisseaux capillaires ont dégénéré; leur résistance est moins grande; une élévation circulatoire passagère, accidentelle, consommera leur rupture, et le purpura sera produit.

Le traitement consiste dans le repos au lit, l'hygiène sous toutes ses formes, l'alimentation réconfortante sans excitants (viandes bien faites, œufs frais, légumes verts, vieux bordeaux ou bonne

bière, lait, consommé, jus de viande). Comme
boisson, je recommande la limonade sulfurique,
additionnée de quatre à cinq grammes d'extrait de
quinquina par litre. Comme médicaments, un
gramme de seigle ergoté, en trois paquets, chaque
jour, pour tâcher d'obtenir une action vaso-cons-
trictive, et dix gouttes de perchlorure de fer liquide
(également trois fois par jour), dans le but de
remédier aux altérations du sang.

Sur les macules, on fera de douces frictions avec
le vinaigre aromatique et saturné, puis une compression légère avec de l'ouate et un bas lacé en
coutil. Cette compression est, pour moi, très utile,
quand bien même elle n'aurait pour but que d'empêcher le grattage! On veillera à l'état des genci-
ves, souvent saignantes et l'on raffermira leur
tissu par des applications locales de papier buvard
imbibé d'un mélange de teinture de cochléaria
et de ratanhia. Si le malade est alcoolique, on le
soumettra à la diète lactée, aux bains sulfureux et
à l'arséniate de strychnine (cinq milligrammes par
jour).

CHAPITRE XII

ECTHYMA — PEMPHIGUS — RUPIA.

Je dirai un mot de l'*ecthyma*, affection pustuleuse inoculable qui est, aussi souvent que le purpura, sous la dépendance d'un mauvais état général. L'ecthyma est commun chez les syphilitiques, les scrofuleux, les varioleux, les diabétiques, les albuminuriques, ainsi qu'à la fin des fièvres graves (fièvre typhoïde). Sa terminaison par gangrène n'est point très rare.

Lorsque l'éruption est limitée aux jambes, elle est beaucoup plus bénigne et dépend, alors, fréquemment, d'un état variqueux du membre. L'ecthyma a, parfois aussi, une origine parasitaire et apparaît fréquemment aux fesses, chez les cavaliers novices, sans qu'on ait pu, jusqu'ici, donner une explication pleinement satisfaisante des causes de cette éruption, bien connue dans nos régiments.

L'ecthyma se soigne par des lotions avec l'eau de Cologne étendue d'eau et additionnée d'un millième de sublimé corrosif (traitement du début de l'éruption). Dès que les ulcérations sont produites, il faut les panser, à sec, avec la poudre d'iodoforme que l'on recouvrira de sparadrap des hôpitaux. On instituera un traitement général approprié à la maladie dont l'ecthyma n'est que le reflet : l'iodure de fer chez les scrofuleux, l'iodure de potassium chez les syphilitiques, feront merveille.

Le *pemphigus* est une éruption bulleuse, c'est-à-dire beaucoup plus considérable que l'ecthyma, et, plus fréquemment encore que lui, accompagnée de complications hémorragiques et gangréneuses. Sauf chez le nouveau-né, où le pemphigus est d'un pronostic beaucoup moins sombre, cette éruption est fort difficile à guérir et elle conduit fréquemment au marasme et à la mort. A part la syphilis, on ne connaît guère exactement ses causes : toutefois, la déchéance nerveuse et l'alimentation malsaine peuvent être, à bon droit, incriminées.

Le meilleur traitement du pemphigus consiste dans un enveloppement ouaté, comme on le fait pour les brûlures. A l'intérieur, on prescrira le régime lacté et l'usage d'un sirop ainsi composé (2 cuillerées à soupe par jour) : sirop de quinquina, 300 gr. ; hypophosphite de chaux, 20 gr. ; teinture de noix vomique, 10 gr. On peut également avoir recours à l'arséniate de fer (2 à 5 centig.

par jour). Hébra (de Vienne) recommande les onctions locales avec l'huile de cade et les bains renfermant 5 centigr. de potasse caustique par litre d'eau tiède. J'ignore si cette méthode spéciale vaut l'enveloppement ouaté : mais celui qui l'a libellée ne paraît pas y placer une très grande confiance et force est bien de ne pas être plus royaliste que le roi...

Le *rupia* (du grec ρύπος, ordure) est une affection pustulo-bulleuse, s'incrustant rapidement en couches rugueuses superposées, qui ressemblent à des écailles d'huîtres. Le rupia dépend toujours de la scrofule ou de la syphilis. Il réclame impérieusement un traitement général subordonné à ses origines. Le traitement local, ici, n'est qu'accessoire et j'estime même, avec Bazin, qu'il faut favoriser la période d'incrustation et respecter les croûtes. En cas d'ulcération, on pourra faire des pansements avec une solution au millième de nitrate acide de mercure. Même lorsque le rupia nous apparaît nettement comme une syphilide pustulo-crustacée, il est indiqué de tonifier toujours l'état général au moyen du protoiodure de fer, de la neurosine Prunier et des agents physiques, reconstituants et analeptiques de tout ordre, phosphatine Falières, etc...

———

CHAPITRE XIII

LES AFFECTIONS PARASITAIRES DE LA PEAU

Le professeur Hardy, laissera, dans la science, un nom impérissable, rivé qu'il est à un immense progrès dans la pratique. Chargé en 1852, du traitement si important, de la gale, à l'hôpital Saint-Louis, Hardy eut la gloire de rendre ce traitement infaillible, d'incertain qu'il était jusqu'alors. Depuis cette époque, il n'y a plus d'hospitalisation pour les galeux : traités à la consultation, ces malades s'en retournent, aujourd'hui, guéris, pour ainsi dire, séance tenante, puisque les diverses opérations subies par eux ne dépassent guère la durée d'une heure et demie au total.

Quoique plus fréquente chez les ouvriers pauvres, la gale ne respecte aucune classe sociale : et la garde qui veille, etc., n'en défend pas nos rois. On sait que Napoléon Ier en souffrit longtemps, la médecine de son époque considérant la gale comme une maladie *humorale*, qu'elle traitait surtout par

les purgatifs. Il était réservé à un Corse, Renucci,
(1835), de venger son illustre compatriote, en dé-
montrant l'origine parasitaire de ce mal, dont la
guérison n'est plus aujourd'hui qu'un jeu.., le jeu
de la « frotte ».

C'est un arachnide, un sarcopte, l'*acarus scabiei*
le grand coupable : sa taille, qui atteint près d'un
demi-millimètre, le rend presque visible à l'œil nu.
On connaît fort bien sa vie, ses mœurs, son « état
d'âme » : mais je renverrai, pour ces détails, mes
lecteurs, aux traités d'histoire naturelle. Il nous
suffit de savoir que c'est l'acare femelle, qui, en
creusant dans notre peau, de profonds *sillons*, pour
y déposer, maternellement, le produit de sa ponte,
cause des lésions *caractéristiques* de la maladie.
Malheureusement, les sillons sont souvent aggra-
vés et masqués par diverses éruptions secondaires,
eczémateuses ou pustuleuses, amenées par l'irritation cutanée et surtout par le grattage. La gale occasionne, en effet, principalement la nuit, des démangeaisons terribles : les mains, les seins, les
organes génitaux sont les lieux d'élection préférés
du parasite. Les éruptions éveillées par lui sont,
naturellement, plus graves chez les sujets débilités
par la misère, la scrofule, l'alcoolisme, la syphilis.
Les galeux de Saint-Louis ressemblent à ceux de
la clientèle à peu près comme les anarchistes aux
réactionnaires !

Très contagieuse, la gale se transmet surtout la

nuit, par un lit, un vêtement, des gants malpropres, un coussin de voiture, une banquette de théâ-
tre. Mais il faut, quatre-vingt-dix-neuf fois sur
cent, incriminer le *coucher à deux*. Certaines gales
animales semblent transmissibles à l'homme, celles du mouton et du cheval particulièrement. L'a-
carus du chien (car toutes les bêtes ont leur sarcopte spécial) meurt vite sur la peau humaine. La
gale se contracte rarement par contact diurne. Ses
éruptions respectent constamment la peau du visage : on ne sait trop pourquoi.

Le mal, s'il n'est point traité normalement, a
une durée indéfinie ; généralisé en quelques semaines, il se complique d'insomnie, de furonculose,
d'albuminurie, même. Il est des pays (chez nos
bons, mais sales amis, les Russes par exemple), où
le nouveau-né prend la gale à sa naissance, et la
quitte à sa mort ! Une maladie grave intercurrente
peut, toutefois. produire la suspension ou même
la guérison du mal, en causant le dépérissement et
la mort du parasite, dont la patrie est la peau, mais
la peau bien portante.

Le traitement consiste, d'abord, en un savonnage d'une demi-heure au savon noir, savonnage
que l'on continue dans un bain alcalin chaud ; puis,
une friction d'une demi-heure avec une pommade
soufrée que l'on conserve jusqu'au lendemain. Les
jours suivants, on soignera les éruptions secondaires par les bains alcalino-amidonnés et la pom-

made à l'oxyde de zinc. Il va sans dire que vêtements, linge et literie seront passés à l'étuve. Dans
les éruptions localisées, et chez les enfants, j'emploie avec succès une pommade composée de : styrax et vaseline, vingt grammes de chaque, naphtol
quatre grammes, et menthol deux grammes.

J'estime enfin qu'en ne bornant pas à la *frotte*,
le traitement actuel de la gale, on peut rendre aux
malades de réels services, tout en flattant les idées
humorales de chacun et en inspirant ainsi une plus
grande confiance dans le traitement : il y a, d'ailleurs, dans la gale, pour une médication *totius substantiœ*, deux indications primordiales : 1° Combattre le lymphatisme. qui forme toujours le fond du
terrain acarien (iode, arseniate de fer, huile de foie
de morue, etc.); 2° Lutter contre le prurit (potion
phéniquée, antipyrine, brômures).

A côté de la gale, je dirai quelques mots de la
phthiriase, ensemble de lésions occasionnées par
les poux... puisqu'il faut les appeler par leur nom !
On sait combien les enfants sont prédisposés aux
poux de la tête ; ceux du corps ont une prédilection
étrange pour les vieillards ; ceux du pubis (ce sont
trois espèces bien différentes, animées de goûts
différents) affectionnent particulièrement les adultes robustes. Ces parasites occasionnent du prurit,
des rougeurs érythémateuses, des taches *ombrées*,
bleues ou noires et toutes les lésions si multiples,
que détermine le grattage. Chez les enfants. un

pou est capable parfois, en suscitant de l'impétigo, d'engorger le système glandulaire et d'éveiller ainsi la scrofule. La propreté exquise (eau et savon, peigne et brosse), l'applications de pommades au naphtol ou au calomel ; des lotions avec du vinaigre de toilette additionné de sublimé (1 gr, pour un demi-litre) guérissent fort bien la phthiriase. sous toutes ses formes. Mais l'étuvage des vêtements est une nécessité à laquelle il ne faut jamais se soustraire ; on veillera aussi à la coiffure des enfants.

Outre les parasites de la peau, appartenant au règne animal, on connaît, aujourd'hui, un certain nombre de champignons *dermophiles* ou *cuticoles*, dont les principaux sont : le *microsporon furfur* (causant le pityriasis versicolor) ; le *microsporon Audouini* (causant la pelade) ; l'*achorion Schœnleinii* (parasite de la teigne vulgaire) et le *trichophyton tonsurans*, qui engendre les diverses variétés de trichophytie, sur la peau et le cuir chevelu (1).

Le *pityriasis versicolor* est une éruption très commune chez les sujets débilités et surtout pendant la saison chaude : son lieu d'élection est le devant de la poitrine, où elle siège sous forme de taches café au lait, de dimensions graduellement

(1) Les dermatoses produites sur le cuir chevelu par ces parasites sont amplement traitées, dans cette *Petite Encyclopédie médicale*, par notre savant confrère le Dr Butte (*Les Teignes*).

progressives. Le microsporon furfur, qui en est le corps de délit, est très contagieux par sa nature. Le Dr Lancereaux rapporte qu'un jour, en ayant recueilli à l'hôpital, il l'oublia dans sa poche de gilet ; un mois après, sa femme et lui étaient atteints de pityriasis.

Cette éruption occasionne de faibles démangeaisons et disparaît généralement par les bains sulfureux et les frictions de sublimé au cinq-centième, avec la pierre ponce.

Le *trichophyton tonsurans* est transmis à l'espèce humaine par le chien, le chat, le cheval, le bœuf, le lapin, la souris et probablement aussi d'autres espèces animales. Méfions-nous, comme le veut R. Blanchard, des bêtes domestiques dont la peau présente un aspect anormal, dont les poils semblent tomber par places, ou se briser spontanément. Les litières, couvertures et tapis ayant servi à ces animaux peuvent, également, nous contaminer et doivent nous être notoirement suspects. Les lésions que cause, sur la peau proprement dite, le trichophyton, consistent surtout dans l'érythème *circiné*, tache rosée qui s'accroît excentriquement, en conservant les caractères d'un cercle squameux parfait. Plus rarement, il s'agit d'un sycosis pustuleux. Le meilleur traitement de ces dermatoses parasitaires consiste dans les badigeonnages répétés à la teinture d'iode.

CHAPITRE XIV

DIFFORMITÉS CUTANÉES

A l'exemple de Hardy, je décrirai brièvement, sous cette dénomination, les *nœvi*, le *lentigo*, le *vitiligo*, l'*ichthyose* et les *chéloïdes*. Ces lésions des appareils vasculaire, pigmentaire, épidermique et dermique ont pour principal caractère commun leur *tendance à rester stationnaires*, une fois qu'elles ont acquis leur développement.

Les *nœvi* sont rapportés par le vulgaire à des impressions maternelles matérialisées par le fœtus. Sans nier absolument l'influence héréditaire des impressions morales fortes et continues sur la production de certaines défectuosités physiques (1), j'estime que les néoplasies cutanées d'origine embryonnaire reconnaissent bien rarement une origine psychique.

J'ai guéri, assez souvent, par une cautérisation superficielle, des nœvi *pigmentaires* ou légèrement

(1) Voir Dr E. Monin, *Hygiène des Sexes* (5e édition).

hypertrophiques. Quant aux nœvi *vasculaires*, s'ils sont de faible dimension, j'ai plutôt recours, contre eux, à la vaccination ou à l'électrolyse.

Qant aux *tumeurs érectiles* proprement dites, elles sont justiciables de l'ablation chirurgicale ou mieux de l'ignipuncture : nous repoussons les injections coagulantes de Piazza, parce qu'elles exposent, parfois, à des embolies dangereuses.

J'ai, dans mon *Hygiène de la beauté*, donné, contre les *éphélides* et le *lentigo*, un certain nombre de formules, plus ou moins efficaces suivant la ténacité de la pigmentation. Toutes les méthodes visent, évidemment, à la desquamation, qui emporte avec elle l'hyperchromie mélano-dermique. Contre le *chloasma* des femmes enceintes, on peut se contenter du lait antéphélique de Hardy ou d'une pommade avec 30 grammes de lanoline, 10 grammes d'eau de laurier cerise, 5 de naphtol et 0,50 d'acide salicylique. Contre le lentigo rebelle, je recommande les compresses de papier buvard imbibé de la solution suivante :

℞ Eau-de-vie de lavande ambrée. . 100 gr.
Acide lactique . . . . . . 10 »
M.

que l'on laisse en place jusqu'à dessiccation et que l'on renouvelle 2 ou 3 fois par 24 heures. Dès que ces applications deviennent cuisantes, on les remplace par des onctions avec la *crême magique*, dont j'ai donné plus loin la formule.

Le *vitiligo* est souvent d'origine nerveuse, origine bonne à connaître pour ne point négliger le traitement général de cette achromie rebelle. Les courants continus et les injections de pilocarpine peuvent être essayés, comme traitement local, ainsi que les frictions, 3 fois par jour, avec la pommade de Philipps :

24 Ongent hydrarg. double. .   10 gr.
Teinture d'iode. . . . .   4 gr.
                  M.

L'*ichthyose* est une sécheresse native de la peau, accompagnée d'exfoliation épidermique et d'atrophie des poils. C'est une *xérodermie* généralisée, contre laquelle il faut prescrire, à l'intérieur, l'huile de foie de morue et l'arsenic à haute dose ; à l'extérieur, les massages avec la glycérine et les bains alcalins amidonnés. On ne peut, du reste, que pallier la « peau de poisson », vice de conformation fort commun, bien plus rare chez la femme que chez l'homme, endémique chez les Taïtiens et les Berrichons (1). L'ichthyose est rarement soignée, parce que qu'elle respecte, habituellement, la face.

(1) Dans les milliers de vaccinations que j'ai pu faire, comme inspecteur des Ecoles de Paris, j'ai relevé, en moyenne, 2 à 3 cas d'ichthyose pour 200 garçons, et 0,5 pour la même proportion de filles.

J'ai employé, plusieurs fois, avec succès, chez des jeunes filles, le traitement de Hébra :

Frictions deux fois par jour au savon mou, suivies d'enveloppement dans des couvertures de laine, pendant dix jours. Au bout de ce temps, bain tiède quotidien de deux heures au moins.

Les *chéloïdes* ou *kéloïdes* ($\chi\eta\lambda\eta$, patte d'écrevisse) sont des tumeurs irrégulières et aplaties, habituellement rougeâtres, cylindracées ou rameuses, indolentes et sans gravité, produites par une hyperplasie des éléments du derme. Ordinairement unique, la kéloïde est assez fréquente chez les enfants, dans la région sternale : chez ces jeunes sujets, on réussit fréquemment à la faire disparaître par des applications de sparadrap de Vigo renouvelé tous les quatre jours et alterné avec les frictions de wintergreen (Monin).

A la suite de l'acné, de la variole, du lupus et de toutes les lésions dermiques suppuratives, apparaissent parfois les kéloïdes. Ces petites tumeurs difformes sont surtout fréquentes chez les nègres et chez les scrofuleux ; elles ne sont pas toujours, chez eux, cicatricielles : elles peuvent être spontanées. Gênantes, mais rarement douloureuses, les kéloîdes spontanées ou *morphées* doivent être traitées par la compression avec l'emplâtre iodé et belladoné et par le traitement ioduré interne. Quand à l'extirpation, si elle n'est pas largement pratiquée, elle est toujours suivie de récidive. Dans certains

cas, on peut, avec quelque chance de succès, con-
selller l'électrolyse.

Il nous reste à dire quelques mots des *verrues*,
ces tubercules ronds, durs et raboteux, qui végètent
fréquemment à la face et aux mains, pénétrant par
leurs racines, jusque dans le tissu cellulaire sous-
cutané. Les verrues sont l'apanage de la jeunesse
et des peaux fines et délicates. Lorsqu'elles sont
pendantes, pédiculées, on peut en entraîner la
chute en les serrant avec un fil de soie. Sinon, on
les attaquera, *avec précaution*, par les agents chimiques; le suc de citron, l'acide acétique, le perchlorure de fer, l'acide salicylique, l'acide nitrique,
le nitrate acide de mercure, sont les agents le plus
souvent usités. Il existe aussi un remède interne,
trouvé par le docteur Lambert (de Haguenau) en
1853, et recommandé par nombre de praticiéns
éminents. On prend, tous les jours, une demi-cuil-
lerée à café de magnésie calcinée, et l'on voit, au
bout de quelques semaines, la pullulation des
verrues s'arrêter, et les petites tumeurs existantes
se flétrissent et s'atrophient. Pourquoi? On ne sait:
mais cela est ainsi.

On a conseillé aussi, dans les cas rebelles, la
teinture d'iode à l'intérieur (Imossi) et les applications d'onguent gris additionné de 5 p. 100 d'arsenic (Altschul). Les agrégations de verrues, si rebelles aux traitements ordinaires, disparaissent
par ce moyen.

Lorsque les verrues sont confluentes, on a, d'ailleurs, remarqué qu'il suffit d'en attaquer une pour voir bientôt les autres disparaître et s'atrophier.

Les *durillons* et les *cors*, lorsqu'ils sont négligés, peuvent causer des complications phlegmoneuses. Les collodions *salicylés* à l'extrait de cannabis, les cautérisations superficielles avec le sublimé au vingtième, rendent de très grands services contre ces callosités épaisses, ordinairement causées par des chaussures mal faites, mais plus souvent encore par des orteils mal faits !... Lorsque les *clavi pedum* sont compliqués de bourse muqueuse, l'ignipuncture devient alors le traitément de choix. L'*œil-de-perdrix* est un cor interdigital, qui guérit par la simple interposition journaliére d'un peu d'ouate salicylée entre les orteils.

***

Terminons l'étude sommaire des malformations cutanées par quelques mots sur les lésions non chirurgicales des *ongles*. Les ongles prennent souvent une teinte ardoisée, sous l'influence du traitement interne par le nitrate d'argent ; ils se colorent en noir chez les saturnins qui prennent des bains sulfureux (sulfure de plomb). Je n'insisterai pas sur leur couleur rouge-sombre ches les tanneurs, non plus que sur leur usure prononcée chez les blanchis-

seuses, graveurs, dentellières, horlogers, paque-
teuses, écosseuses de pois, tailleurs de pierre...
(Voir notre *Hygiène du travail*).

Les ongles sont, comme la peau, le miroir des
maladies constitutionnelles. Que de fois n'ai-je pas
diagnostiqué rétrospectivement des fièvres graves,
des attaques rhumatismales aiguës, des troubles
digestifs prononcés, par l'examen de *sillons trans-
versaux* unguéaux plns ou moins profonds? Quel
est, du reste, le médecin assez fou pour nier la valeur séméiologique de l'*hippocratisme* unguéal?

Les ongles se ramollissent dans le scorbut et la
chlorose, s'enflamment dans la scrofule, voient
tomber leurs lames cornées (*alopécie unguéale*)
dans la syphilis. L'eczéma des ongles est commun
chez les arthritiques et les glycosuriques. Il faut,
contre cette affection, recommander les emplâtres
salicylés et les doigtiers en gutta-percha.

Contre les onyxis syphilitiques, l'onguent napo-
litain et l'emplâtre de Vigo surajouteront leurs bons
effets topiques à ceux du traitement spécifique
totïus substantiœ. Contre l'ongle incarné, il faut
toujours essayer (avant d'opérer), les applications
locales de charpie imprégnée d'une solution de
perchlorure de fer : elles m'ont réussi, neuf fois sur
dix, dans ma pratique.

Il est une altération bizarre des ongles, c'est leur
achromie, que l'on nomme vulgairement *fleurs des*

ongles ou mensonges. S'il est malaisé d'en indiquer la pathogénie, je crois, en revanche, que ces taches blanchâtres n'ont pas grande importance séméiologique.

———

CHAPITRE XV

CONSEILS SPÉCIAUX AU SEXE FÉMININ

« Les jolies femmes meurent deux fois », a dit Fontenelle. Il est certain que la femme a pour devoir de conserver, le plus tard possible, l'aristocratie de la beauté, c'est-à-dire la perfection rendue intelligible par la forme. Restant, pour ma part, dans le domaine purement médical, ainsi que je l'ai fait dans mes divers ouvrages sur l'esthétique féminine, je tiens à apporter ici, à mes aimables lectrices, quelques conseils pratiques, exclusivement basés sur l'expérience journalière, au sujet de l'hygiène du teint et des cheveux.

Le teint est l'élément fragile par excellence, de la beauté faciale. Il importe donc de savoir le soigner rationnellement et de l'entourer pieusement des ménagements indispensables. Chacun sait combien la lumière intensive influe sur la pigmentation de notre revêtement cutané. C'est pourquoi les gants, les ombrelles, les voilettes jouent un rôle incontestable pour la conservation d'une peau claire. Le teint hâlé et *pain-d'épices* des Japonais est proverbial, n'est-ce pas ? Eh bien! les Japonaises de la caste élevée possèdent le teint blanc-rosé des plus charmantes Anglaises : c'est qu'elles ne sortent que fort rarement et jamais sans être masquées de voiles épais. J'ajouterai, en passant, que ce sont surtout les pays à chaleur humide et à radiation lumineuse vive, qui pigmentent la peau jusqu'à la noircir. Les Cubaines, les Brésiliennes. sont souvent désespérées de ces pigmentations faciales, et accusent, à bon droit, leur climat, de ces crimes de lèse-beauté.

Contre ces teintes anormales (laides surtout par leurs inégalités), j'ai conseillé avec succès, le traitement suivant : trois fois par jour, appliquer sur la partie pigmentée une mixture composée de : savon médicinal pulvérisé, jus de citron, eau oxygénée parties égales (mêlez); laisser en contact vingt minutes environ, puis, laver avec la teinture d'eucalyptus coupée d'eau.

Bien des personnes se plaignent d'avoir une peau trop pâle. Le visage s'en fatigue et s'en décrépit plus vite : les rides y creusent prématurément d'ineffaçables sillons. Je prescris, dans ces cas, les grands bains de son tièdes, additionnés de 60 gr. d'acide phénique par bain ; à l'intérieur, je fais prendre avant chaque repas, vingt gouttes de teintures de gelsémium, viburnum et jaborandi (parties égales). Localement, je préconise les lotions *froides* du visage avec de l'eau bouillie aiguisée d'un peu de chloral ou d'acide chlorhydrique. Si les rides ont déjà commencé leur funèbre travail de termites, on peut retarder l'apparition de ces stigmates de déchéance avec les badigeonnages suivants : teinture de la Mecque 60, glycérine 20, alun calciné 4.

Les peaux transparentes, du type roux ou vénitien, sont particulièrement prédisposées, sous la morsure des rayons solaires, aux éphélides ou taches de rousseur. J'ai donné dans mon « Hygiène de la beauté », de nombreuses formules contre ces taches. Je n'y reviendrai pas ; mais je tiens, ici, à mettre mes lectrices en garde, une fois de plus, contre les laits antéphéliques et autres préparations courantes : outre leurs dangers toxiques, dus au sublimé, ces préparations jouent, à mon avis, le plus grand rôle pour la pousse importune des moustaches et autres productions pileuses, déplacées dans le sexe faible.

Souvent héréditaire, la congestion du teint aboutit finalement à la *couperose*, cauchemar de toutes les femmes. Ici, le traitement est souvent long et minutieux ; il réclame la patience et la persévérance, qui sont rarement, hélas ! des vertus féminines...

Lorsque le teint présente des tendances congestives, il faut éviter les plaisirs de la table, les dîners en ville, l'exagération du régime carné, l'usage du gibier, des huîtres, des conserves, des aliments gras. Mieux vaut ne manger de la viande qu'à un repas seulement et se contenter, pour les autres, de laitage, œufs, légumes, pâtes. On préférera les viandes blanches et le poisson d'eau douce. Comme boisson, la meilleure est une bière de malt, pauvre en alcool.

Bien que l'air extérieur semble, dans certains cas, aggraver la congestion du teint, il faut préférer, à la réclusion, une vie active au dehors. Matin et soir, des frictions sur tout le corps avec l'alcool absolu, une douche froide de pieds d'une minute feront le plus grand bien. En outre, j'ordonne, chaque matin, l'usage d'une poudre laxative, ainsi composée : acide benzoïque, bicarbonate de soude, soufre lavé et magnésie lourde, parties égales (une cuiller à café, dans un peu de thé léger). Avant chaque repas, je fais prendre dix gouttes d'une teinture composée, à parties égales, d'ergot, noix vomique, digitale, hamamelis et hydrastis.

Localement, il faut faire, plusieurs fois par jour, des pulvérisations *trés chaudes*, avec une solution concentrée d'hyposulfite de soude.

Ce traitement stimule la circulation, déterge les glandes sébacées, décongestionne la derme et le dégorge en quelque sorte. Mais, s'il existe des varicosités (développements de vaisseaux), on ne saurait les détruire qu'en les supprimant radicalement. Cette période avancée de la couperose est donc exclusivement sous la dépendance de la petite chirurgie.

Toutes les fois que la peau est gonflée, rouge, chaude, cuisante et prurigineuse, il faut la lotionner d'eau boriquée concentrée tiède ou l'oindre largement de cold-cream bien frais, additionné d'un cinquième d'oxyde de zinc. On calme ainsi l'irritation aiguë, mieux qu'avec des cataplasmes.

C'est ainsi que je procède dans l'eczéma. Caractérisé le plus souvent, par une dénudation vésiculeuse de la peau, avec exsudat de sérosité, l'eczéma réclame des émollients exclusifs, dans sa période aiguë et inflammatoire. Toutefois, je l'ai vu avorter assez fréquemment par les lotions d'eau distillée d'hamamelis additionnée d'acide salicylique au centième, dès que l'irritation aiguë du début a été calmée.

Que de fois ne vois-je point l'eczéma du visage causé par l'emploi de mauvais savon, d'une eau de toilette irritante, de certaines poudres de riz ou crèmes dites *de beauté*, de l'emploi habituel des teintures, des épilatoires, etc..? Il faut savoir dépister ces causes locales : car nos clientes sont toujours un peu de l'école d'Avinain ; elles n'aiment guère à avouer...

En dehors des causes locales, un défectueux état général prédispose, évidemment, aux éruptions eczémateuses. Le mauvais estomac, et surtout la constipation habituelle, se retrouvent volontiers parmi les commémoratifs. Mais l'eczéma affectionne surtout les personnes arthritiques, issues de parents goutteux ou rhumatisants, migraineux, asthmatiques, hépatiques, diabétiques, etc... L'usage du poisson de mer, des mollusques, des crustacés, des sucreries et des salaisons, des viandes noires, des fromages forts et des conserves en général, prédisposent ces sujets aux éruptions. Parmi les médicaments qui poussent, comme on dit, *à la peau*, il faut citer surtout les iodures, les brômures, l'antipyrine et le chloral.

Enfin, il est incontestable qu'un choc moral violent peut, par l'intermédiaire du système nerveux, notre grand recteur organique, solliciter l'apparition de l'eczéma. La présence du sucre dans le sang, les sueurs acides, riches en acide urique, les troubles de nutrition locale causés par les varices, se retrouvent enfin parmi les causes de cette dermatose si commune qu'elle a pu être définie : la pierre angulaire de la dermatologie.

Non seulement l'eczéma nuit souverainement à l'esthétique féminine : mais, par les démangeaisons qu'il détermine, il entraîne souvent l'insomnie, l'épuisement nerveux, l'amaigrissement. J'ai même vu l'exaltation ou la dépression psychique aller, par sa faute, jusqu'à la folie et au suicide...

En dehors d'un traitement général approprié à

la cause présumée de l'eczéma. il faut calmer les fourmillements, chatouillements et cuissons : c'est toujours pour cela que les malades réclament, d'abord, l'intervention du spécialiste. Trois fois par jour, je fais prendre un cachet composé de 0,50 de salophène et 0,50 de chlorure de calcium. Localement, je prescris des onctions au glycérolé tartrique, suivies de poudrage avec deux-tiers d'amidon et un tiers de carbonate de magnésie. Dès que la peau se dessèche et s'exfolie, je remplace cette médication locale par des onctions d'huile de lin salicylée au centième.

Les eczémas des lèvres sont surtout désagréables et rebelles. Ils entraînent de douloureuses gerçures : lorsque la lèvre est, alors, tiraillée et fendillée sous leur action, le plus doux sourire, l'arc de Cupidon, se transforment aisément en une diabolique grimace. Pourquoi la lèvre supérieure est-elle plus sujette aux irritations ? C'est que son revêtement est plus mince et que son plus grand renversement l'expose davantage aux influences extérieures.

Un petit conseil en passant : je ne connais guère d'habitude plus stupide que celle qui consiste à se mordre et à se sucer les lèvres, à tout instant, dans le but de faire grossir et de rubéfier ses organes. Ce tic disgracieux est une cause des plus fréquentes d'eczéma labial.

Chez certaines personnes nerveuses, on observe

parfois, des sueurs colorées sur la peau des paupières. C'est ce qu'on nomme la *chromidrose*. On
guérit cette bizarre affection, par des onctions avec
1 gramme d'acide phénique pour 60 de glycérolé
d'amidon.

Que faire quand les sourcils tombent? On
constate souvent, alors, que, en même temps que
les poils s'atrophient, dévient et se hérissent, la
peau de la région sourcilière apparaît rouge,
râpeuse, grenue. C'est la *Kératose pilaire*, plus
accentuée l'hiver que l'été et commune chez les
femmes lympho-arthritiques. Les cures d'eaux sul-
fureuses et les onctions de glycérine boratée additionnée d'un quart d'huile de cade, triomphent de
cette disgracieuse alopécie, qui nous servira de
transition pour *quelques conseils sur l'hygiène de la
chevelure*.

On évite la chute des cheveux, en ayant soin
de ne jamais comprimer le cuir chevelu et de
supprimer, notamment, les coiffures trop lour-
des ou trop serrées, qui entravent la circulation
et la nutrition locale du bulbe pileux. La fri-
sure et l'ondulation, qui tirent constamment sur
le cheveu sont, naturellement, de puissantes causes
de calvitie pour le sexe féminin.

Les lotions aqueuses font tomber les plus belles
chevelures; les lotions alcooliques les durcissent
et les blanchissent; les corps gras irritent le cuir
chevelu et prédisposent à la séborrhée. Mais une

grande cause de calvitie, pour le sexe féminin,
réside dans les teintures, surtout dans celles à base
d'eau oxygénée ou de nitrate d'argent, les premières principalement, toujours si à la mode. De tout
temps, les esthètes vantèrent les cheveux flaves-
cents ou fulvides. Remarquons même que le mot
anglais « fair » signifie à la fois *beau* et *blond*.

. Quant à l'action des teintures sur la chute des
cheveux, elle est également connue de toute anti-
quité: Ovide (*Amores*, chant I), en parle compen-
dieusement.

· Ausone rapporte que le sculpteur Miron, mal
reçu par la courtisane Laïs, attribua sa disgrâce
à ses cheveux blancs: il se fit teindre et se présenta
à sa belle sous l'allure d'un jeune homme. Mais
Laïs l'éconduisit plaisamment, en lui disant: Sot
que tu es, comment peux-tu me demander ce que
je n'ai point accordé à ton père ?

> « *Inepte, quid me quod recusari, rogas ?*
> » *Patri negavi jam tuo !* »

Cette petite histoire s'adresse aussi au beau sexe.
Jamais aucune teinture ne saurait s'harmoniser
avec le visage: une femme teinte porte (suivant le
mot d'un autre ancien) le mensonge sur sa tête !

On peut retarder la canitie commençante, par
des onctions que je libelle ainsi : lanoline 40, huile
de ricin 20, précipité jaune 5, nitrate de pilocarpine 0,50.

Les cheveux participent étonnamment de la santé générale. Il faut donc toujours rechercher et traiter les anomalies constitutionnelles qui président aux affections du cuir chevelu : l'arthritisme et la neurasthénie m'ont toujours apparu comme les plus fréquentes.

Si le cuir chevelu est gras, je prescris les lotions tièdes avec la décoction de Panama boratée et les frictions d'alcool camphré, additionné de 1 pour 100 de foie de soufre. Lorsque la tête pêche, au contraire, par la sécheresse, rien ne vaut les onctions de pétrovaseline additionnée de 1 pour 100 de quinine. En cas de pellicules sèches abondantes, on a recours à la pommade suivante : lanoline mentholée 40, soufre précipité 4, turbith-minéral 2, naphtol camphré 1.

Telles sont les généralités hygiéniques concernant les cheveux. Elles ont une extrême importance : la chevelure a été, est et restera toujours, en dépit des modes les plus capricieuses, l'un des plus sérieux ornements de la beauté féminine.

CHAPITRE XVI

CHOIX DE FORMULES PERSONNELLES A L'AUTEUR [1]

I. — Pommade contre l'acné punctata

℞ Cérat de Galien........... 40 gr.
    Ammoniaque liquide....... 4
    Essence de reine des prés. . 2
    Vinaigre rosat........... 1
            M. S. A.

Pour frictionner soir et matin.

Acné confluente

1º Matin et soir, onction avec la mixture suivante :

II. — ℞ Glycérine........... 40 gr.
    Oxyde de zinc........ 5
    Teinture de savon..... 10
    Alun de potasse...... 2
            M. S. A.

[1] Ces formules appartenant à la pratique du Dr Monin, ne sauraient, naturellement, être reproduites que *sous son nom d'auteur*, puisqu'elles sont sa propriété.

2° Tous les deux jours, prendre le matin à jeûn, une cuillerée à soupe du mélange suivant :

III. — ℞ Huile de ricin......⎫ ââ parties égales.
         Glycérine très pure. ⎭
           M

Topique contre la couperose.

IV. — ℞ Baume du Pérou.......... 40 gr.
        Iodoforme 2
        Huile de bouleau.....⎫ ââ
        Extrait de ratanhia...⎭   I
        Essence de géranium...... X g^{te}
          M. S. A.

V. —Blépharite ciliaire.

℞ Cold-cream.................. 10 gr.
  Précipité blanc et résorcine....⎫ ââ 0 10
  Baume du Pérou.............⎭
         M.

En frictions, gros comme un grain de chénevis sur le bord libre des paupières, principalement contre l'acné méïboméen.

VI. — Eau de toilette contre la séborrhée.

℞ Alcool à 90°...................... 150 gr.

Ether sulfurique.................. 50

Essence de bergamote.......... 6

Teinture de benjoin............. 2

Acide salicylique.............. I

Vanilline...................... o 50

M. S. A. — (Filtrez).

Pour lotions, trois par jour, à l'aide d'un flacon à stilligoutte : quelques gouttes sur le coin d'une serviette-éponge, trempée d'eau très chaude, puis exprimée.

VII. — Couperose rebelle.

℞ Spermaceti............. ⎫
Huile de ricin........... ⎬ ââ 15 gr.
⎭

Résorcine............. I

Pierre divine........... o 20

M.

Pour onctions matin et soir (principalement lorsque la couperose est localisée au nez).

VIII. — **Chromidrose.**

Friction, matin et soir, avec :

℞ Beurre de cacao...... .....⎫
Cold-cream ....⎬ ââ p. æ.
Axonge benz........ ....⎭
M. S. A.

IX. — **Crevasses du sein.**

℞ Glycérine redistillée à 30°...... 40 gr.
Teinture de baume de tolu..... 5
—   thébaïque........ 2
Salol pulvérisé.............. I
M. S. A.

X. — **Crevasses interdigitales syphilitiques.**

℞ Eau distillée de roses .... 500 gr.
Sublimé corrosif............ I
Teinture de tolu............ 30
M.

En application sur bourdonnets de charpie.

XI. — Eczéma sec du visage

℞ Lanoline............... ⎫
Glycérine .... ⎬ ââ 10 gr.
⎭

Nitrate de potasse........   2

Essence de cumin.......   1

M.

En onctions trois fois par jour.

XII. — Sirop des eczémateux lymphatiques

℞ Sirop d'iodure de fer......... 500 gr.

Extrait de gentiane..........   1

»   de noix vomique......   0 30

M.

Cuiller à dessert avant chaque repas.

XIII. — Eczéma pituitaire.

℞ Eau distillée de mélilot...... 200 gr.

Glycérine très pure.........   40

Sulfate de cuivre...........   3

Essence d'amandes amères...   X g^ttes

M. S. A.

Introduire, matin et soir, dans la narine malade, un bourdonnet d'ouate hydrophile boriquée, imbibé de cette mixture, et le maintenir pendant dix minutes environ. La guérison s'opère en trois ou quatre jours.

XIV. — Eczéma des lèvres.

℞ Beurre de muscade............. 35 gr.
    Huile de bouleau............. I
    Acide salicylique............. 0   30
    Essence de reine des prés...... XII g^{ttes}
               M. S. A.
Pour onctions trois fois par jour.

VV. — Eczéma palmaire

℞ Alcool à 90°................. 200 gr.
    Sublimé corrosif............. 0   20
    Acide thymique............. 10
    Essence de Wintergreen....... XX g^{tes}
Carmin de safranum, Q. S. pour colorer.

En frictions de trois fois par jour, avec une brosse de blaireau. La nuit, porter gant caoutchouc.

XVI. — Sirop contre l'eczéma arthritique

℞ Sirop de kola............... 200 gr.
    Iodure de lithium............ 10
               M.
Cuiller à café avant chaque repas.

XVII. — **Solution contre les dermatoses suppuratives.**

℞ Décoction de quinquina gris...   300 gr.

  Chlorure d'ammonium........   10

M. S. A.

Une cuillerée à soupe, matin et soir, dans une infusion de houblon.

XVIII. — **Engelures.**

Bains sinapisés locaux, ou lotions au vinaigre des quatre voleurs, lorsqu'il n'y a pas d'ulcération.

A l'intérieur, pilules de fer et colombo, vin de quinquina, huile de foie de morue, neurosine Prunier.

Contre les engelures ulcérées, pansements au salol, à l'iodoforme, cautérisations au nitrate d'argent, compresses avec l'alcool camphré, la glycérine boriquée, la liqueur de Labarraque, l'eau de Goulard, le vin aromatique, etc...

XIX. — **Traitement abortif des engelures.**

℞ Glycérine pure..............   30 gr.

  Teinture d'iode...........

    —   d'opium..........   } ââ   1

M.

pour badigeonnages trois fois par jour. Appliqué au début, ce traitement est abortif et préventif.

XX. — Traitement des engelures rebelles.

℞ Vaseline camphrée.......... 45 gr.
　Borate de soude............. 5
　Bichromate de potasse........ 1
　Huile de bouleau............. XX g^{ttes}
　Essence d'aspic.............. XX
M. S. A.

En onctions trois fois par jour, puis recouvrir de gants de fil préalablement lavés à l'eau chaude.

XXI. — Engelures du nez.

℞ Beurre de cacao............ 40 gr.
　Huile de noisettes........... 10
　Acide citrique.............. 0　　50
　Précipité blanc............. 0　　30
　Teinture de musc........... XX g^{ttes}
M.

Onctions trois fois par jour, précédées de lotions tièdes avec l'eau de feuilles de noyer.

XXII. — Gerçures par le froid.

℞ Eau de laitue............... 200 gr.
　Glycérine pure.............. 50
　Teinture de baume du Pérou... 15
　Salicylate de soude.......... 4
M.

En lotions matin et soir.

XXIII. — Gerçures des lèvres.

℞ Beurre de cacao............. 10 gr.
Huile de ricin 3
Extrait de cachou............. 1
Huile de bouleau............. XXII g^{ttes}
Essence de santal.............. XV

M.

XXIV. — Traitement des éphélides.

Toucher les taches, individuellement, avec

℞ Liqueur d'Hoffman.......... 20 gr.
Acide salicylique..... 2

M.

On peut remplacer la liqueur d Hoffmann par l'eau de Rabel, puis lotionner avec mélange d'eau de fleurs d'oranger et de laurier-cerise, partiës égales.

XXV. — Taches pigmentaires, masque de la grossesse.

℞ Kaolin .... 4 gr.
Lanoline 10
Glycérine.............. 4
Carbonate de magnésie...... ⎫
Oxyde de zinc............. ⎬ ââ 2
                              ⎭

M. S. A.

En applications sur le visage, laisser sécher.

XXVI. — Contre les taches de rousseur rebelles.

℞ Lait virginal................. 100 gr.
   Glycérine pure.............. 60
   Acide chlorhydrique méd...... 10
   Chlorhydrate d'ammoniaque... 8

M. S. A.

Toucher matin et soir les taches avec un pinceau
à aquarelle imbibé de cette mixture.

XXVII. — Erythème noueux.

℞ Infusion de sureau .... 500 gr.
   Chlorure d'ammonium...... 30
   Teinture de gaultheria...... 15

M. S. A.

En applications topiques, à l'aide d'ouate hydrophile salicylée, recouverte de taffetas gommé.
Traitement général de l'arthritisme.

XXVIII. — Veloutine anti-érythémateuse.

℞ Poudre de talc de Venise........ ⎫
     —   de lycopode............. ⎬ ââ 20 gr.
     —   de tannin (proc. Pelouze). ⎫
   Acide borique porphyrisé........ ⎬ ââ 10
   Essence de patchouly. Q. S. pour parf.

M.

A appliquer à la houppe sur les visages sujets
aux efflorescences.

FURONCULOSE.

XXIX. — **Topique abortif.**

℞ Teinture d'iode . . . . ⎫
  »   d'arnica . . . . ⎬ ââ p. é.
  Alcool camphré. . . . . ⎭

M.

A l'intérieur, boire de l'eau de goudron.

Dans le cas de furonculose confluente, donner chaque matin une cuillerée de :

XXX. — ℞ Glycérine pure à 30°. . . . 250 gr.
         Acide phénique crist.   4
         Essence de badiane. . . . . . XX g^{ttes}

M. S. A.

dans de l'infusion de pensées sauvages.

XXXI. — **Traitement des furoncles et des petits phlegmons.**

℞ Vaseline. . . . . 20 gr.
  Extrait d'arnica   I
  Acide borique.   3
  Teinture de tolu. . . . . XX g^{ttes}

M. pour applications.

12

A l'intérieur, chez les lymphatiques, une cuillerée à soupe de :

XXXII. — ♃ Sirop de goudron .. ⎫
— d'iodure de fer. ⎬ ââ   p. æ.
M.

Antisepsie intestinale, avec 50 centigrammes de salicylate de bismuth et 50 de benzo-naphtol, en trois cachets, tous les jours.

Chez les *lymphatiques* : X gouttes de teinture d'iode dans du lait tous les jours. Chez les *herpétiques*, 50 centigr. de poudre de soufre avant chaque repas; tous les matins, dix gouttes de liqueur de Pearson dans du sirop de térébenthine. Chez les arthritiques, préparations de colchique et de lithine. Chez les diabétiques, traitement du diabète.(1). Cure à la Bourboule.

XXXIII. — Prévention des récidives de l'herpès génital.

1° Deux fois par semaine, douche froide de trente secondes, en lance, sur le rachis lombaire;

2° Lotion glando-préputiale, matin et soir, avec

(1) Voir Dr E. Monin, *Hygiène et Traitement du Diabète* {à la Société d'Éditions scientifiques}.

le vin aromatique. Ces lotions ont, en outre, pour effet, de renforcer la puissance génésique;

3º Hygiène sévère, *fidélité conjugale*; ne pas changer son alimentation; se garder du découragement; continence pendant les éruptions (voir notre *Hygiène des sexes*).

XXXIV. — Herpès circiné.

Badigeonner journellement avec huile de cade et teinture d'iode morphinée, parties égales.

XXXV. — Herpès labialis.

℞ Glycérine............ ⎫ ââ
   Salicylate de bismuth.. ⎭
        M. en applications.

Contre l'herpès *iris*, buccal ou oculaire, applications de compresses boratées et glycérinées.

XXXVI. — Lotion contre l'intertrigo diphtéroïde infantile.

℞ Infusion de camomille.. .... 100 gr.
   Eau de Cologne.............. 20
   Teinture d'iode........ . ⎫ ââ
   Iodure potassique........ ⎭   1
        M. S. A.

XXXVII. — **Intertrigo rebelle.**

24 Émulsion de créoline......... 200 gr.
Acide salicylique............. 10
Essence de badiane........... XV g^{ttes}

M. S. A.

En badigeonnages trois fois par jour et recouvrir d'ouate hydrophile.

XXXVIII. — **Pommade contre le lichen.**

24 Styrax................. ⎱
Cold-Cream .... ⎰ ââ 20 gr.
Précipité blanc............,.. I
Huiles de santal et de bouleau. ââ X g^{ttes}

M. S. A.

En onctions trois fois par jour. Cette pommade possède l'agréable odeur du cuir de Russie.

On calme très bien le prurit du lichen agrius par des lotions d'acide chrômique au millième.

XL. — **Lichen ruber.**

24 Axonge ou mieux beurre frais... 45 gr.
Chloroforme pour anesthésie.... 4
Acide nitrique fumant.......... XV g^{ttes}

M.

(Onctions 3 fois par jour).

XLI. — **Pommade anti-phtiriasique.**

℞ Glycérolé d'amidon............ 45 gr.

Calomel 4

Huile d'aspic................. 5

M.

Je recommande aussi le mélange, par parties
égales, de glycérine, baume de la Mecque, sapo-
nine et liqueur Van Swieten.

XLII. — **Contre le pityriasis de la face.**

℞ Cold-cream.................. 30 gr

Bicarbonate de soude 2

Térébenthine de Chio.......... 3

Teinture de vanille...........

— d'ambre.............. } ââ 2

M. S. A.

Pour onctions trois fois par jour.
Régime végétal (les enfants surtout).

XLIII. — **Prurit labial.**

℞ Blanc de baleine carminé....... 10 gr.

Glycérine très pure............ 5

Huile de bouleau............. 2

Essence de laurier............ V g^{ttes}

M.

XLIV. — **Prurigo senilis.**

Ajouter à l'eau d'un bain 500 gr. de liqueur de Labarraque, 250 gr. d'amidon et 250 gr. de gélatine, et rester quarante minutes dans ce bain chloro-gélatino-amidonné. Les démangeaisons cessent après le premier bain, et l'éruption disparaît après deux ou trois semblables.

XLV. — **Prurit vulvaire.**

℞ Lanoline.............. ... ⎫
   Huile de paraffine........ ⎬ àà 20 gr.
                            ⎭
   Acide benzoïque.............. 4
   Extrait d'aconit.............. o 60

M.

Cette préparation m'a rendu de grands services contre le prurit vulvaire ou préputial des diabétiques.

[XLVI. — **Badigeon anti-psoriasique.**

℞ Glycérine boratée............ 100 gr.
   Teinture d'aloès............. . 50
   Acide arsénieux.............. o 10

M.

Matin et soir, avec une brosse à dents en blaireau, et recouvrir de gaze humide.

XLVII. — Contre le prurit anai rebelle.

℞ Huile de foie de morue.....⎫
Huile de bouleau blanc.. .. ⎬ ââ 10 gr.
Lanoline .... ⎭
Nitrate d'argent........ ...... 0 » 30
M. (au bain-marie).

Onctions 3 fois par jour, après agitation de la mixture.

XLVIII. — Topique contre les écrouelles.

℞ Eau de chaux.............. ... 2 0 gr.
Teinture de myrrhe........... :. 50
Arséniate de soude........... 0 05
M.

Un tampon d'ouate trempé dans cette mixture et laissé trois fois par jour, pendant dix minutes, en contact avec les lésions, atténuera sûrement les cicatrices scrofuleuses et lupiques.

XLIX. — Séborrhée.

℞ Eau distillée de goudron........ 300 gr.
Chlorate de potasse............ 10
Ammoniaque liquide........... 4
M. S. A.

Pour lotions avec une petite éponge.

L. — **Hyperhidrose.**

Lotions avec une soluté de bichromate potassique à 5 pour 100, additionné de 5 pour 100 de teinture de belladone. Matin et soir, l'une des pilules suivantes :

LI. — ℞ Agaric blanc pulvérisé.....   o gr. o5
        Tannate de quinine.......   o   10
        Extrait de chanvre indien.
        —   de belladone.....   ââ o   o2
        —   de jusquiame....
        M. pour une pilule.

LII. — **Crème magique.**

℞ Axonge benzoïnée.........
Glycérine boriquée........   ââ 15 gr.
Oxyde de zinc...............   3
Précipité blanc...............   1
      M. S. A.
(Contre les roséoles et les macules en général).

LIII. — **Bain contre l'urticaire chronique.**

℞ Acide chlorhydrique fumant....   50 gr.
Essence de thym.............   10
—   de Wintergreen.......   5
    M. S. A. pour 250 litres d'eau.
Bain d'une heure (baignoire de bois).

LIV. — **Vitiligo**.

Combattre les névralgies et le nervosisme.
Localement, frictions avec la mixture suivante :
℞ Alcoolat de citron.............. ⎫
    —   de capsicum.......... ⎬ aa p. æ.
    —   de roses............. ⎭
           M. S. A.

Essayer les injections sous-cutanées de philocarpine (Besnier) et l'électrisation cutanée (Monin).

LV. — **Onctions contre le zona**.

℞ Liniment oléo-calcaire......... 125 gr.
   Dermatol..................... 5
   Chlorhydrate de cocaïne....... 0   50
      —   de morphine...... 0   10
          M. S. A.

Pour onctions matin et soir et recouvrir de : poudre de vieux bois 3 parties, salicylate de bismuth 1 partie ; ouate et bandage de corps.

J'emploie aussi, avec succès, le badigeon de perchlorure de fer et teinture thébaïque, pratiqué discrètement.

9

LVI. — **Bain contre l'atonie cutanée.**

Verser dans l'eau d'un bain 1 kil. de sulfate de fer et 125 gr. de teinture de benjoin. Bain d'une heure (baignoire de bois).

LVIII. — **Mixture contre dermatoses anciennes.**

℞ Sirop de fumeterre............... 500 gr.
Extrait de gaïac............... 10
Phosphate de soude....... 60
Arséniate d'ammoniaque...... . 0 25
M.

Une cuiller à soupe le matin, dans une infusion de douce-amère (contre les récidives herpétiques).

LIX. — **Pansement de l'ecthyma.**

℞ Baume du Pérou.... ......⎫
Iodoforme...............⎬ āā 5 gr.
Chlorhydrate de cocaïne..... 0 gr. 20
Teinture de Quillaya... Q. S. pour émuls.
M. S. A.

Pansement, matin et soir, avec cette mixture étalée sur un écusson en calicot. Même traitement s'applique aux ulcérations pemphigo-rupiques.

LX. — **Onctions contre le prurigo.**

Huile de foie de morue.......		
— naphte............	ââ	200 gr.
— bouleau		
Ess. de cannelle de Ceylan...		10 gr.

M. S. A.

LXI. — **Eczéma palmaire.**

♃ Glycérine de Price...........	ââ	20 gr.
Sulfo-ichthyolate d'amoniaque		
Nitrobenzine	ââ	X gouttes.
Essence de badiane.......		

M. S. A.

Pour onctions, trois fois par jour, et recouvrir de tarlatane salicylée.

LXII. — **Eau de toilette contre la séborrhée faciale.**

♃ Alcoolé de lavande..		
— de menthe.........		
— de citron..........	ââ	50 gr.
Teinture de myrrhe........		
— de quillaya		
Benzoate de soude..		20 —

M. S. A.

Pour lotions, trois fois par jour ; imbiber à l'aide d'un flacon stilligoutte le coin d'une serviette mouillée d'eau chaude et exprimée.

TABLE DES MATIÈRES

——

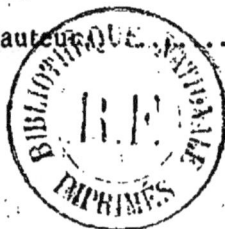

CHEMINS DE FER DU NORD

Saison des Bains de Mer
de la veille des Rameaux au 31 octobre
BILLETS D'ALLER ET RETOUR
Valables du Vendredi au Mardi ou de l'avant-veille au surlendemain
des Fêtes légales

PRIX (1) *au départ de PARIS, pour* :

	1re classe	2e classe	3e classe
Eu (Le Bourg-d'Ault Onival..................	25.40	20.10	13.70
Le Tréport-Mers.......................	25.75	20.35	13.90
Woincourt (Le Bourg d'Ault Onival)...........	26.45	20.85	14.35
Noyelles...........................	26.45	20.85	14.35
Saint-Valéry-sur-Somme...................	27.15	21.35	14.75
Cayeux............................	29.30	23.05	15.95
Le Crotoy..........................	27.90	21.95	15.15
Quend-Fort-Mahon (Saint-Quentin).........	28.30	22.15	15.45
Conchil-le-Temple (Fort-Mahon)...........	28.80	22.50	15.75
Berck.............................	31. »	24.15	17. »
Etaples............................	30.90	23.95	17. »
Paris-Plage.........................	32.40	24.95	18. »
Dannes-Camiers (Sainte-Cécile et Saint-Gabriel).	31.70	24.40	17.50
Boulogne-Ville **ou Ti**ntelleries (Le Portel)......	34. »	25.70	18.90
Wimill-Wimereux (Ambleteuse, Audresselles)..	34.55	26.10	19.30
Marquise-Rinxent (Wissant)...............	35.50	26.75	20. »
Calais (Ville)........................	37.90	29. »	21.85
Gravelines (Petit-o rt-Philippe)...........	38.85	29.95	22.60
Loon-Plage.........................	38.75	29.90	22.05
Dunkerque (Malo-les-Bains et Rosendaël)......	38.85	29.95	22.60
Leffrinckoucke (Malo-Terminus)..............	39.40	30.55	23.05
Zuydcoote (Nord-Plage).................	39.80	30.95	23.25
Chyvelde (Bray-Dunes)...................	39.95	31.15	23.40

Des carnets comportant cinq billets d'aller et retour sont délivrés dans toutes les gares et stations du réseau à destination des stations balnéaires ci-dessus.

Le voyageur qui prendra un carnet pourra utiliser les coupons dont il se compose à une date quelconque dans le délai de 33 jours, non compris le jour de distribution.

(1) Les prix de ces billets ne comprennent pas les 0,10 de droit de timbre pour les sommes supérieures à 10 francs.

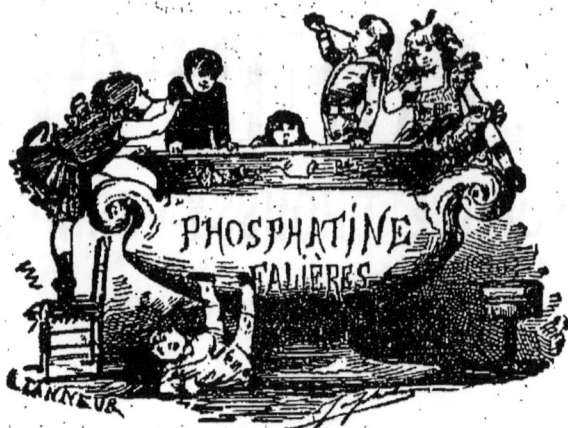

www.ingramcontent.com/pod-product-compliance
Lightning Source LLC
Chambersburg PA
CBHW071853200326
41519CB00016B/4363